잠 못 들 ~~~~~~~~~~~ 야기

영양소

마키노 나오코 지음 / **서윤석** 옮김 / **김정아** 옮김

BM (주)도서출판 **성안당**

여러분은 '영양소'라고 하면 무엇이 떠오르나요?

우리의 건강을 유지하기 위해 필요한 영양소에는 단백질, 탄수화물, 비타민, 지방, 무기질, … 등 정말로 많은 종류가 있습니다.

최근 당질을 제한하는 다이어트법과 건강법이 유행하고 있는데, 당질도 중요한 영양소 중 하나입니다. 불필요한 영양소는 영양사의 관점에서는 하나도 없으며, 다이어트 목적으로 무턱대고 당질을 차단하는 것은 권하지 않습니다.

영양을 섭취할 때 기억해야 할 것은 균형입니다. 1종류만으로는 아무리 영양가가 높아도 몸에 흡수가 잘되지 않습니다. 이것은 영양소를 기어의 하나하나라고 한다면, 1개로는 의미가 없고 전체가 잘 맞물려 움직이기 시작했을 때에 큰 의미를 가지는 것과 같습니다.

이 책에서는 이러한 영양소의 기능을 비롯해 영양가가 높아지는 조리법과 영양을 손실하지 않는 야채 먹는 방법과 같이 먹으면 좋은 식재료 등 매일의 식사에 도움이 되는 정보도 소개하고 있습니다.

영양에 대한 올바른 지식을 쌓아 건강하고 활기차게 생활하는 데 도움이 되었으면 합니다.

마키노 나오코 (牧野 直子)

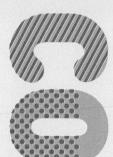

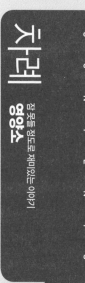
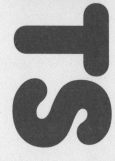

5

제3장

영양소를 손실하지 않는 최강 조리법 63

식품구성자전거

다양한 식품을 매일 필요한 만큼 섭취하여 균형 잡힌 식사를 유지하며, 규칙적인 운동으로 건강을 지켜 나갈 수 있다는 것을 표현하고 있습니다.

곡류
매일 2~4회 정도

고기·생선·달걀·콩류
매일 3~4회 정도

식품구성
자전거

우유 · 유제품류
매일 1~2잔

채소류
매 끼니 2가지 이상
(나물, 생채, 쌈 등)

과일류
매일 1~2개

식품구성자전거 | 자료출처 : 보건복지부 · 한국영양학회, 2015 한국인 영양소 섭취기준

제 1 장

알아두면 유익한
'영양소' 이야기

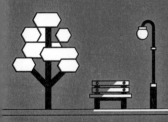
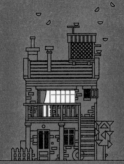

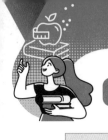

01 영양소를 알고 자신과 가족을 건강하게

생명을 지키고 건강을 유지하는 '5대 영양소'

우리는 무엇을 위해 음식을 먹는 것일까? 물론 가장 큰 목적은 생명을 유지하기 위해서지만, 식사의 목적만은 아닐 것이다. 여러 가지 맛, 냄새, 색깔, 식감의 음식을 통해 먹는 것을 즐기고, 보다 건강하고 풍요롭게 살기 위해 우리는 매일 먹고 있는 것이다.

생물이 생명을 유지하기 위해 필요한 물질을 몸 밖에서 섭취해 이용하는 일련의 행위를 '영양'이라고 한다. 그리고 음식에 포함된 물질 중 생명 활동에 깊이 관여하는 것을 '영양소'라고 부른다.

영양소 중에서도 몸을 움직이는 에너지원이 되거나, 몸을 만드는 재료가 되기도 하는 것이 '탄수화물(당질)', '지방', '단백질'이다. 우리가 사는데 절대적으로 필요한 영양소이기 때문에 '3대 영양소'라고 부른다. 여기에 다른 영양소의 작용을 돕고 몸의 기능을 조절하는 '비타민'과 '무기질'의 2가지를 더한 것이 '5대 영양소'로, 각각의 영양소가 서로 기능함으로써 원활한 생명 활동을 하고 있다.

이외에도 탄수화물의 일종인 '식이섬유'나 질병을 이겨내는 몸을 만드는 '파이토케미컬', 그리고 장에서 전신의 건강을 지원하는 '유산균' 등 여러 가지 성분과 물질에 의해 우리의 건강은 유지되고 있는 것이다.

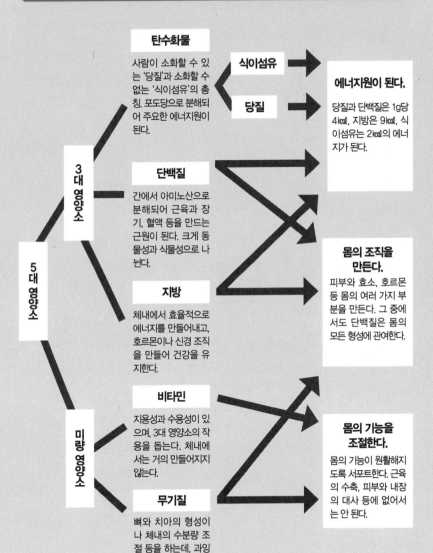

탄수화물

사람이 소화할 수 있는 '당질'과 소화할 수 없는 '식이섬유'의 총칭. 포도당으로 분해되어 주요한 에너지원이 된다.

식이섬유

당질

에너지원이 된다.

당질과 단백질은 1g당 4kcal, 지방은 9kcal, 식이섬유는 2kcal의 에너지가 된다.

단백질

간에서 아미노산으로 분해되어 근육과 장기, 혈액 등을 만드는 근원이 된다. 크게 동물성과 식물성으로 나뉜다.

지방

체내에서 효율적으로 에너지를 만들어내고, 호르몬이나 신경 조직을 만들어 건강을 유지한다.

몸의 조직을 만든다.

피부와 효소, 호르몬 등 몸의 여러 가지 부분을 만든다. 그 중에서도 단백질은 몸의 모든 형성에 관여한다.

비타민

지용성과 수용성이 있으며, 3대 영양소의 작용을 돕는다. 체내에서는 거의 만들어지지 않는다.

무기질

뼈와 치아의 형성이나 체내의 수분량 조절 등을 하는데, 과잉 섭취하면 질병을 초래한다.

몸의 기능을 조절한다.

몸의 기능이 원활해지도록 서포트한다. 근육의 수축, 피부와 내장의 대사 등에 없어서는 안 된다.

3대 영양소

5대 영양소

미량 영양소

11

영양소를 알고 지식과 기능을 건강하게

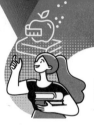

02 그것은 사실일까?
영양에 얽힌 무서운 도시 전설

정보에 휘둘리지 않는 올바른 지식

건강이나 미용에 대한 의식이 높아지고 있는 지금, 미디어에서는 매일 '○○를 먹으면 살이 빠진다!', '○○으로 암 예방' 등 여러 가지 건강 정보가 다루어지고 있다. 그러나 그 속에는 과학적 근거가 명확하지 않은 것이나, 인터넷이나 SNS에서 확산된 거의 도시 전설과 같은 신빙성 낮은 정보도 포함되어 있다.

예를 들면 지금 화제가 되고 있는 당질 제한 다이어트. '밥을 먹지 않으면 고기는 얼마든지 먹어도 OK'라는 정보를 보게 된다. 제2장 이후에서도 다루겠지만, 당질(밥)을 절제하면 체지방이 줄어드는 것은 이론적으로는 틀리지 않다. 그러나 '고기는 얼마든지 먹어도 OK'라고 하는 것은 큰 오해이다. 고기를 많이 섭취하면 혈중의 중성지방과 나쁜 콜레스테롤이 증가하거나, 간이나 신장 기능에 부담을 줄 우려가 있기 때문이다. 그럼에도 불구하고 이 정보에는 그러한 중대한 위험이 완전히 무시되어 있다. 이렇게 장점만 강조된 정보를 그대로 받아들이는 것은 매우 위험한 것이다.

의심스러운 건강 정보에 휘둘리지 않기 위해서라도, 우선은 영양에 관한 올바른 지식을 얻을 필요가 있다. 영양소의 기능과 적절한 섭취량에 대해 알아야 할 사실을 확인한 후, 스스로 정보를 취사 선택해 활용하는 것이 중요하다.

애매한 정보의 과신은 금물

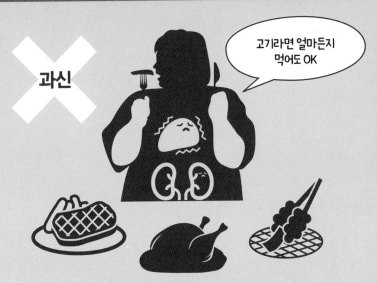

당질 제한에서 고기는 아무리 먹어도 살찌지 않는다고 알려져 있는데, 이 말을 그대로 받아들여 고기만 많은 양을 먹으면 혈중 지방이 증가하거나, 간이나 신장에 큰 부담이 되어 기능이 악화될 우려도 있다.

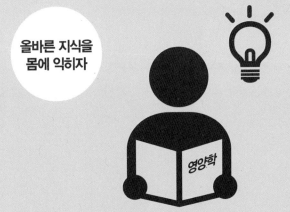

정보의 플러스 측면에만 사로잡혀 자기만의 방식으로 음식을 섭취하는 것은 위험하다. 제대로 된 지식을 몸에 익히도록 하자.

그것은 사실일까? 영양에 얽힌 무서운 도시 전설

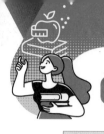

03 칼로리 과다인데 영양 부족?! 신형 영양실조에 주의

편중된 식생활을 재검토

거리에 나가면 24시간 음식을 먹을 수 있는 이 시대에, 특히 젊은 세대에서 영양 부족에 빠진 사람이 늘고 있다는 놀라운 보고가 있다. 식생활이 풍족해진 현대에서 왜, 이런 문제가 일어나고 있을까? 편의점이나 패스트푸드에만 의존하는 식생활로는 아무래도 당질과 지방을 많이 섭취하게 된다. 그렇기 때문에 단백질이나 비타민, 무기질이 부족해 '칼로리는 섭취하고 있는데 영양 부족'이라는 상태를 초래하게 되는 것이다.

예를 들면 '비타민 B_1'은 탄수화물을 에너지로 바꿀 때에 작용하는 영양소이다. 탄수화물 위주의 식생활에서는 항상 많은 비타민 B_1이 소비되기 때문에 부족하기 쉽다. 그렇기 때문에 탄수화물로부터 에너지를 만들 수 없게 되어 쉽게 피곤해지거나, 머리가 멍하거나 하는 증상이 나타나는 것이다. 이외에도 눈의 세포에 작용하는 '비타민 A'가 부족하면 '야맹증'을, 적혈구의 재료가 되는 '철'이 부족하면 '빈혈'을, 뼈를 만드는 '칼슘' 부족은 '골다공증'을 일으킨다.

식량난에 의한 과거의 영양실조와는 다른 원인으로 일어나기 때문에 '신형 영양실조', '숨겨진 영양실조' 등으로 불리는 현대의 영양 부족이다. 진정한 의미에서 풍족한 식생활을 할 수 있도록 편중된 식사와 영양 균형을 재검토하자.

비타민·무기질 결핍증

현재 우리의 식생활은 미국이나 유럽의 식사가 정착되어 비타민이나 무기질이 부족하기 쉽다. 이러한 영양소 중 몇 가지 예를 들어 부족하면 어떤 증상이 생기는지, 또 그 영양소의 풍부한 음식은 어떤 것인지 소개한다.

비타민 A

결핍되면……

- 각막건조증(유아기)
- 야맹증
- 성장 장애(성장기)
- 감염증에 잘 걸린다 등

\ 이것을 먹자 /

당근 / 달걀 / 장어 /
간 / 늙은호박(녹황색 채소)

비타민 B₁

결핍되면……

- 각기병
- 베르니케–코르사코프 증세
- 쉽게 피로해진다 등

\ 이것을 먹자 /

돼지고기 / 현미 / 콩류 /
전곡 / 종실류

비타민 C

결핍되면……

- 괴혈증
- 잇몸 출혈 등

\ 이것을 먹자 /

감귤류 / 키위 / 적색 피망
/ 순무 잎 / 레몬

철

결핍되면……

- 철결핍성빈혈
- 운동 기능이나 인지 기능의 저하
- 무력감 등

\ 이것을 먹자 /

육류 / 어패류 / 가금류 /
진한 녹색 채소

칼슘

결핍되면……

- 골다공증 등

\ 이것을 먹자 /

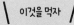

치즈 / 우유 / 시금치 /
멸치 / 해조류 / 콩제품

아연

결핍되면……

- 미각 이상
- 면역력 저하
- 남성의 성기능 저하 등

\ 이것을 먹자 /

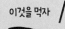

굴 / 간 / 장어 /
소 살코기

겉모리 피디언이데 영양 부족?! 신형 영양실조에 주의

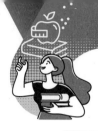

04 최강의 영양 균형이란?

주식 · 주반찬 · 부반찬의 '3개의 접시'가 기본

우리는 도대체 하루에 얼마나 많은 영양소를 섭취하면 될까? 후생노동성이 발표한 '일본인의 식사 섭취 기준'에는 연령대 · 성별마다 하루에 필요한 영양소의 섭취량이 표시되어 있다. '권장량', '기준량', '목표량' 외에 과잉 섭취가 문제되는 영양소에 대해서는 '내용상한량'도 정해져 있다. 건강 유지와 생활습관병 예방을 위해 무엇을 얼마나 먹으면 좋은지의 기준이 된다.

하지만 매일의 식사에서는 이러한 수치 하나하나에 주의할 필요는 없다. 영양 균형을 조절하는 요령만 알고 있으면 필요한 영양소를 골고루 섭취할 수 있기 때문이다. 그 요령이란 '주식', '주반찬', '부반찬'의 '3개의 접시'를 갖추어 식단을 짜는 것이다. 밥이나 빵 등의 주식에는 탄수화물을, 고기나 생선, 콩제품 등의 주반찬에는 단백질과 지방을, 야채나 감자, 해조 등의 부반찬에는 비타민과 무기질 등 3개의 접시를 갖추는 것만으로 몸에 필수적인 5대 영양소를 골고루 섭취할 수 있다.

보다 실천적인 식단 만들기에는 영양소의 기능에 따라 식품을 6가지로 분류한 '6개의 기초식품군'(17쪽, 표 1), 구체적인 식품을 주식, 주반찬, 부반찬, 우유, 유제품, 과일로 분류해 1일 섭취량을 단위로 나타낸 '식사 균형 가이드'(농림수산성 HP 참조)도 참고가 된다.

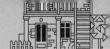

6개의 기초식품군

각 식품군에서 1~2개씩, 하루에 30품목을 섭취하게 하면 영양의 균형이 좋아진다.

적색군	녹색군	황색군
주로 혈액과 근육을 만드는 기초가 된다.	**주로 몸의 기능을 조절하는 기초가 된다.**	**주로 에너지의 기초가 된다.**

 1군 단백질이 많고 근육과 혈액, 뼈를 만든다.

생선, 고기, 달걀, 콩제품

 3군 비타민 A가 많고 피부와 점막을 보호한다.

녹황색 채소

5군 탄수화물이 많고 에너지의 기초가 된다.

밥, 빵, 면류, 감자류

 2군 칼슘이 많고 뼈와 치아를 만든다.

우유, 유제품, 해조, 작은 생선

4군 비타민 C와 무기질이 많고 몸의 기능을 조절한다.

단색 채소, 과일

6군 지방이 많고 에너지의 기초가 된다.

기름, 지방이 많은 식품

〈표 1〉

최강의 영양 균형이란?

도시락으로 싸면……

이상적인 균형은……

주식 : 부반찬 : 주반찬 = 3 : 2 : 1

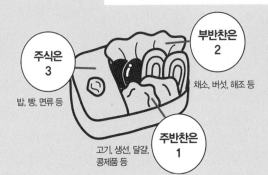

주식은 3

밥, 빵, 면류 등

부반찬은 2

채소, 버섯, 해조 등

주반찬은 1

고기, 생선, 달걀, 콩제품 등

주식, 부반찬, 주반찬은 기본적으로 1개씩으로 해서 적정량을 지키도록 하자. 주재료나 요리법이 겹치지 않도록 하면, 균형 잡기가 쉬워진다.

여성에게 많은 증상편

Q1.
특히 생리 중에는 의식적으로 섭취하고 싶다.
빈혈에 효과가 있는 것은?

A 간부추볶음 **vs. B** 바지락찜

answer B 빈혈에는 철이 풍부한 간이 정답이지만, 못 먹는 사람이 많고 조리도 조금 힘들다. 그럴 때는 바지락이나 모시조개를 추천한다. 조개류에는 철과 조혈의 비타민이라고 불리는 비타민 B_{12}도 포함되어 있어 빈혈에 최적이다.

Q2.
체온을 높여 건강하게!
냉한 체질에 효과가 있는 것은?

A 야채카레 **vs. B** 생강홍차

answer B 카레를 먹으면 땀이 많이 나와 일시적으로 몸은 후끈후끈 하지만, 땀이 식은 후에는 반대로 몸이 차가워지기도 한다. 몸을 따뜻하게 하고, 대사 증진을 촉진시키는 데는 생강이 ◎. 튜브 생강이라면 간편하게 사용할 수 있다.

Q3.
가능하면 짜증내고 싶지 않다!
짜증을 억제하는 데는?

A 냉두부 **vs. B** 우유

answer A 짜증이 날 때는 칼슘이 좋다고는 하지만, 실제로는 마그네슘도 필요하다. 두부 등의 콩제품이라면 칼슘과 마그네슘을 한 번에 얻을 수 있어, 하나의 요리로 효율적으로 섭취할 수 있다.

제 **2** 장

영양소의 진실

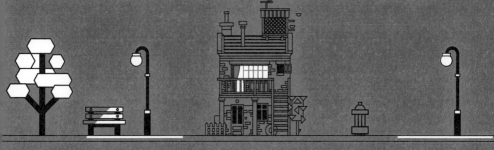

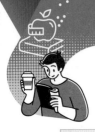

05 어릴 때 말랐던 사람은 어른이 되어도 살찌지 않는다?

지방 세포의 수가 많을수록 비만으로

유아기의 생활 습관이 장래의 체형에 크게 관여한다는 것을 알고 있을까? 원래 비만이란 인간의 몸에 지방을 축적시키는 '지방 세포'의 수가 늘어나거나, 비대해지거나 해서 일어난다. 그리고 지방 세포의 수는 거의 3세까지 결정되는 것으로 생각되고 있다. 유아기에 여분의 영양을 지나치게 많이 섭취하면 지방 세포의 수가 급격하게 증대하고, 그 수는 살이 빠져도 줄어들지 않는다.

즉, 유아기에 살쪘다고 하는 것은 그만큼 지방 세포의 수가 많다는 것으로, 어른이 되어도 살찌기 쉬운 체질이라는 것을 의미하는 것이다. '어리니까 아무리 먹어도 괜찮다'고 하는 것은 큰 오해다.

비만은 여러 가지 생활습관병을 일으키는 원인이 되기도 한다. 성장기야말로 균형 잡힌 식생활과 적당한 운동 습관에 유의해 지방 세포가 너무 늘어나지 않도록 하는 것이 장래를 위해서도 중요하다.

한편으로 유아기에 말랐던 사람이라도 방심해서는 안 된다. 최근의 연구에 의하면, 많이 먹거나 운동 부족에 의해 지방이 계속 쌓이면 어른이라도 새롭게 지방 세포가 만들어진다는 것을 알게 됐다. 어릴 때의 체형에 관계없이 운동 부족이나 에너지 과다의 생활 습관이 계속되면, 지방 세포가 늘어나 살찌기 쉬운 체질로 변하게 될 우려는 충분히 있다.

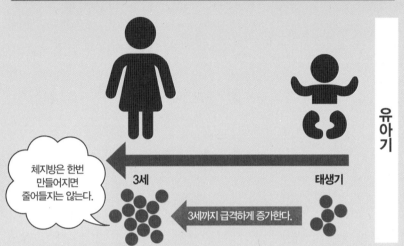

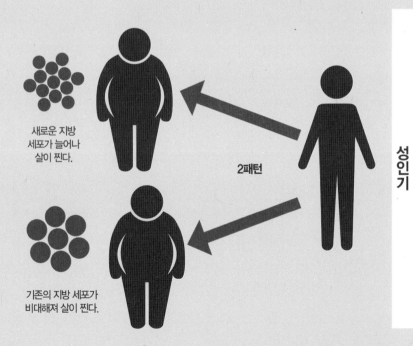

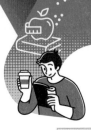

06 부모가 비만이면 아이도 비만? 살찌기 쉬운 체질과 유전의 관계

비만의 원인은 유전보다 생활 습관이 중요

앞에서 말했듯이 비만에는 지방 세포의 수가 크게 관여하고 있지만, 살이 찌게 되는 원인은 그 외에도 몇 가지가 있다. 자주 이야기되는 것이 부모로부터 아이에게 이어지는 '유전'이다. 분명히 부모로부터 아이에게 살찌기 쉬운 체질이 이어지기도 한다. 예를 들면 부모가 섭취한 에너지를 대사하기 어려운 체질인 경우, 그것이 아이에게도 유전되어 살찌기 쉬운 체질이 될 가능성은 충분히 생각할 수 있다.

그러나 이와 같은 유전이 반드시 아이의 비만에 직결된다고는 할 수 없다. 특히 부모도 아이도 똑같이 살이 찐 경우는 유전보다는 환경=생활 습관이 원인이라고 생각하는 것이 자연스럽다. 평소에 외식이나 반찬을 많이 먹거나, 아이가 맘대로 간식을 먹을 수 있는 환경이거나 하는 잘못된 식생활을 하고 있는 것은 아닐까?

더구나 가족이 휴일에 하는 놀이라고는 집에서 뒹굴뒹굴 텔레비전이나 게임뿐, 운동 부족이 반복되고 있는 것은 아닐까? 어른이나 아이나 이와 같은 생활 습관이 당연하게 되어 있으면, 체질이나 유전에 관계없이 가족 모두가 비만으로 고민하는 것도 무리는 아니다.

비만의 원인을 체질이나 유전으로 단정하는 것은 NG! 우선은 부모인 자기 자신의 식생활과 라이프 스타일 속에 비만이 되는 요인이 없는지, 냉정하게 다시 살펴보는 것이 중요하다.

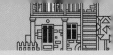

왜 비만이 될까?

비만이 되는 도식

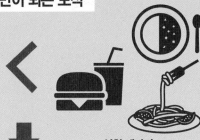

소비 에너지
1일의 소비kcal 1,800kcal

섭취 에너지
1일의 섭취kcal 2,500kcal

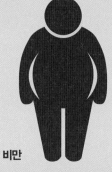

비만

비만에 관한 부모로부터의 유전적 영향은 25~30%라고 하지만, 실제로는 1일의 소비 에너지를 초과하는 섭취 칼로리를 취하게 되는 것이 원인이다.

생활 습관을 개선하는 것이 중요

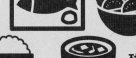

잘못된 식생활

균형 잡힌 식사

적당한 운동

운동 부족

비만의 원인은 잘못된 생활 습관에 의한 원인이 대부분. 비만 대책에는 생활 습관의 개선이 효과적이다.

부모가 비만이면 아이도 비만? 살빼기 쉬운 체질과 유전의 관계

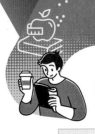

07 저녁 9시의 과일보다 오후 3시의 케이크가 ◎

단 것을 먹는 시간에 주의

단 것은 비만의 큰 적이라고 생각하기 쉽지만, 먹는 시간만 주의하면 크림 가득한 케이크도 초콜릿도 무턱대고 피할 필요는 없다.

사람의 체내에는 지방을 늘리는 기능이 있는 'BMAL1'이라는 단백질이 있다. 하루 중에서 가장 신진대사가 좋아지는 기상 후 5~6시간 동안은 BMAL1이 감소하는 것을 알 수 있다. 즉, 하루 중에 이 시간대라면 다소 많이 먹어도 지방이 되지 않는다. 단 것을 먹으려면 점심의 디저트나 오후 간식으로 즐기는 것을 권한다. 반대로 저녁에 접어들 무렵에는 BMAL1이 늘어나기 때문에 몸의 지방도 늘어나기 쉬운 상태가 되어 간다. 단 과자는 물론이고, 건강한 이미지가 있는 과일이라도 체지방으로 곧바로 이어지는 과당이 많이 들어 있기 때문에 과식하지 않도록 주의가 필요하다. 살찌지 않는 것을 선택한다면 저녁식사 후 과일보다, 오후 3시의 간식으로 케이크를 먹는 편이 더 좋다고 기억해 두자.

단 것뿐만 아니라, 저녁식사도 가급적 일찍 끝낼 수 있도록 신경 쓰자. 이상적인 것은 기상 후 12시간 이내이다. 시간이 늦어질수록 몸이 휴식 모드로 전환되어 대사가 둔해지기 때문에 그만큼 살찌기 쉽게 되는 것이다.

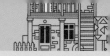

중요한 것은 먹는 시간대

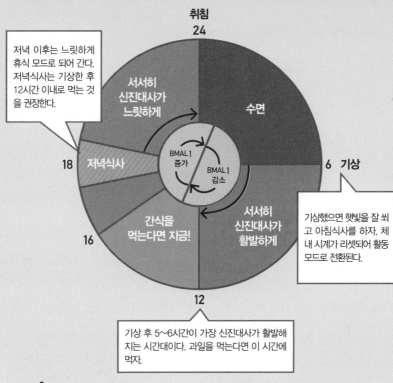

취침
24

서서히
신진대사가
느릿하게

수면

6 기상

18 저녁식사

BMAL1
증가

BMAL1
감소

간식을
먹는다면 지금!

서서히
신진대사가
활발하게

16

12

저녁 이후는 느릿하게
휴식 모드로 되어 간다.
저녁식사는 기상한 후
12시간 이내로 먹는 것
을 권장한다.

기상했으면 햇빛을 잘 쐬
고 아침식사를 하자. 체
내 시계가 리셋되어 활동
모드로 전환된다.

기상 후 5~6시간이 가장 신진대사가 활발해
지는 시간대이다. 과일을 먹는다면 이 시간에
먹자.

과일은 낮에

밤에는 피하도록

과일 등의 단 것은 지방이 잘 되지 않는 시간대
에 먹자.

당질을 포함한 것을 피하고, 소화가 잘되는 것
을 중심으로 먹자. 과식은 금물이다.

저녁 9시의 과일보다 오후 3시의 케이크가 ◎

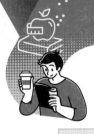

08 '우선은 밥부터'는 위험? 먹는 순서에 주의를

살이 잘 찌지 않는 "베지 퍼스트(Vegetable First)"란?

동일한 메뉴를 먹어도 먹는 순서에 따라 살찌는 것에는 큰 차이가 나타난다. 열쇠를 쥐고 있는 것은 혈당치이다.

식사를 하면 음식물에 들어 있는 당이 소장에서 흡수된다. 당이 혈관 내에 들어가면 혈당치가 상승하고, 췌장에서는 '인슐린'이 분비된다. 인슐린의 작용으로 당은 몸속의 세포에 들어가거나, 간이나 근육에 축적되어 에너지원으로 이용된다. 그런데 많은 당이 한꺼번에 흡수되면 혈당치가 급상승되고, 인슐린의 작용이 따르지 못해 당이 남는 상태가 된다. 남은 당은 에너지로서 즉시 사용되지 않고, 중성지방으로 지방 세포에 들어가게 되어 이것이 비만으로 이어지게 된다.

이러한 상황을 방지하기 위해서는 당질이 많은 밥이나 빵 등의 주식을 뒤로 미루고, 야채를 먼저 먹는 '베지 퍼스트'가 효과적이다. 야채에 들어 있는 식이섬유가 당의 흡수 속도를 늦추기 때문에 혈당치의 급상승을 억제하며, 당이 중성지방으로 변하는 것을 막아주는 것이다.

혈당치가 급격하게 상승하거나 떨어지는 것이 반복되면, 결국 인슐린의 작용 그 자체가 나빠져 당뇨병을 일으킬 우려도……. 다이어트는 물론이고, 당뇨병의 예방이라는 의미에서도 베지 퍼스트를 습관화하기 바란다.

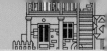

먹는 순서에 따른 혈당치 변화의 차이

먹는 순서의 영향

정상인이 각각 쌀밥, 샐러드, 주반찬을 다른 순서로 먹고, 그 때의 혈당치 변화를 비교한 것이다. 쌀밥 → 샐러드 → 주반찬의 순으로 섭취한 경우에 가장 혈당치의 상승률이 높아졌다.

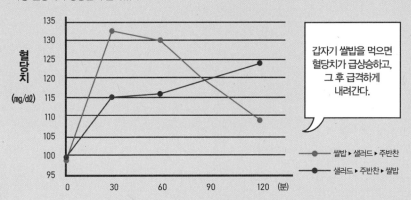

> 갑자기 쌀밥을 먹으면 혈당치가 급상승하고, 그 후 급격하게 내려간다.

샐러드 유무의 영향

샐러드를 먹지 않고 쌀밥만 먹으면, 혈당치는 처음부터 높아지는 것을 알수 있다. 30분 후에는 그다지 변화는 없지만, 60분 후에는 약 20mg/dℓ이나 격차가 나서 차이는 한눈에 알아볼 수 있다.

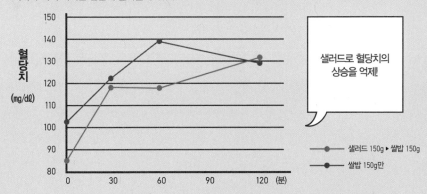

> 샐러드로 혈당치의 상승을 억제!

출처 : 코가 카츠히코(古賀 克彦) (2016) 「식사의 섭취 순서가 혈당치에 미치는 영향」 「나가사키(長崎)여자단기대학회보」 40, p.70–74를 기초로 작성

수선은 밥부터? 는 위험? 먹는 순서에 주의를

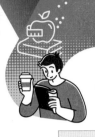

09 '물은 얼마든지 마셔도 좋다'는 거짓말

섭취량과 배출량의 균형

물은 생명을 유지하기 위해 필수적인 것이다. 몸의 기능을 유지하는 것 외에도 대변을 부드럽게 해 변비를 방지하거나, 혈액을 원활하게 해 뇌경색이나 심근경색을 예방하거나 하는 등 우리의 건강을 지원하는 다양한 기능을 하고 있다.

그렇다고 해서 얼마든지 물을 마셔도 좋다고 하는 것은 아니다. 하루에 몇 리터나 되는 물을 마시는 것을 권하는 건강법이나 미용법도 있지만, 여기에는 주의가 필요하다. 물을 많이 마셔서 생기는 문제도 간과할 수 없다.

예를 들면, 차가운 물을 많이 마시면 몸을 차게 해 설사 등 위장 질환을 일으킬 수 있다. 신장에 부담이 되어 부종이 나타나거나, 많은 소변을 배출하기 위해 혈압이 올라가는 물중독이 되거나 하는 등 건강에 심각한 악영향도 우려된다.

주의해야 할 것은 섭취량과 배출량의 균형을 무너트리지 않게 적절한 수분 보충을 유의해야 한다. 성인의 경우 땀이나 호흡, 배변에 의해 배출되는 수분은 1일 약 2.5L이다. 수분 섭취는 이것을 기준으로 식사 이외에서 1.5L의 수분을 취하는 것을 기준으로 하자.

한 가지 주의할 점은 커피나 알코올 등 이뇨 작용을 촉진하는 음료이다. 이들은 섭취하는 양보다 배출되는 양이 더 많게 되므로 수분 섭취량으로 계산하지 않는다.

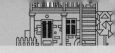

물의 역할

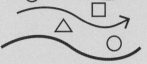

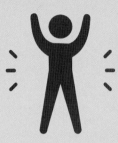

여러 가지 영양소를 운반한다.
영양소나 산소 등의 모든 물질을 운반하고, 노폐물 등의 불필요한 것은 몸 밖으로 배출한다.

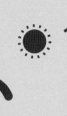

체내의 환경을 유지한다.
신진대사가 정상으로 이루어 지도록 체액의 상태를 유지 하거나, 소화와 흡수 등의 기 능을 돕는다.

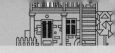

체온을 일정하게 유지한다.
운동 등으로 체온이 상승하면, 피부에서 땀을 배출해 증발시 킴으로써 열을 없애 체온을 내 린다.

수분의 과다 섭취에 의한 영향

물은 과잉으로 마시게 되면 세포에서 수분이 스며져 나와 부종의 원인이 되거나, 체내의 나트륨 농도가 엷어져 두통이나 현기증, 심한 경우에는 호흡 곤란이나 의식 장애를 일으키는 물중독이 되 는 경우도 있다.

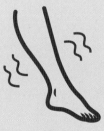
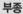

부종

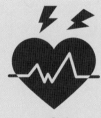

고혈압

물중독

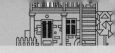

29

'물은 얼마든지 마셔도 좋다'는 거짓말

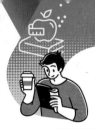

10 살아서 장까지 도달하지 않아도 제대로 작용하는 유산균

장내 환경을 조절하고 질병에 강한 몸으로

유산균은 요구르트와 된장, 김치 등 여러 가지 발효식품에 들어 있는 것으로, 장에서 당질을 분해해 젖산을 만들어내는 세균을 통틀어 말한다.

장내에 서식하는 '유익균'의 대표로서, 음식의 나머지 찌꺼기의 부패를 억제해 유해 물질의 발생을 방지하거나, 대장균을 비롯한 병원성이 있는 '유해균'의 증식을 억제하거나 하는 등 장내 환경을 정상적으로 조절하는 기능을 담당하고 있다.

그런데 유산균이 함유된 식품이나 보조식품 광고에서 '살아서 장까지 도달한다'라고 하는 광고 문구가 강조되는 경우가 있다. 과연 유산균은 살아서 장까지 도달하지 않으면 의미가 없는 것일까? 물론 일반적인 음식에 들어 있는 유산균은 가열 조리나 위산에 의해 대장에 도달하기 전에 그 대부분이 죽어 없어진다. 그러나 이렇게 살아서 도달하지 못한 유산균도 실제로는 중요한 역할이 있다. 죽은 유산균은 장내에서 다른 유익균의 먹이가 되어 유익균의 수 그 자체를 늘리고, 장내 환경 개선에 도움이 되고 있는 것이다.

게다가 유산균의 활약은 장내 환경을 조절하는 것에 그치지 않는다. 유산균에는 면역 세포를 활성화시키는 기능과 알레르기의 원인 물질을 억제하는 기능이 있는 것도 알고 있다. 우리의 건강을 장 속에서 지켜주는 든든한 아군, 그것이야말로 유산균의 정체이다.

살아있지 않아도 괜찮다!

대부분의 유산균은 장에 도달하기 전에 위산으로 살균되어 버린다. 살아있는 채로 장에 도달하지 않으면 의미가 없다고 생각되기 쉽지만, 죽은 균이라도 유익균의 먹이가 되므로 장내 환경을 개선하는 작용이 있다.

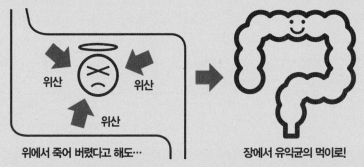

위산   위산

위산

위에서 죽어 버렸다고 해도…   **장에서 유익균의 먹이로!**

유산균의 종류

요구르트에 필수적인
불가리아균

죽은 균이라도 장내의 유산균이나 유익균의 먹이로서 증식을 돕는다.

UP

죽는 편이 효능 상승!
페카리스균

살아있는 것보다 가열 살균된 것이 면역력 향상 등의 효과를 기대할 수 있다.

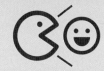

입이나 장내의 환경을 지킨다
아시도필루스균

원래 입 속이나 장내에 있으며, 구취 예방과 피부나 손톱, 머리카락의 건강을 유지하는 비오틴을 만든다.

일본 교토(京都) 지역의 장아찌에서 발견
라브레균

강한 생명력을 가지고 있으며, 장내에서도 살 수 있기 때문에 장내 환경의 개선을 기대할 수 있다.

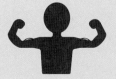

필로리균을 해치우는
LG21 유산균

살아서 장까지 도달한다고 알려져 있으며, 계속 섭취함으로써 필로리균을 감소시키는 효과가 있다.

화분증을 경감시키는
시로타주

장내의 개선뿐만 아니라, 면역력을 높여 화분증이나 알레르기의 증상을 억제한다고 알려져 있다.

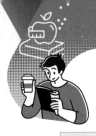

11 좋지도 나쁘지도 않은 기회균이란?

장내 환경의 좋고 나쁨을 결정하는 중요한 균

사람의 장내에는 수백 종류 이상, 약 100조 개에 달하는 세균이 서식하고 있다. 이 세균의 집단을 '장내 세균총(장내 플로라)'이라고 부른다.

장내 세균은 크게 유산균이나 비피더스균 등 건강에 유용한 역할을 하는 '유익균', 병원성을 가지고 여러 가지 감염증이나 암 등의 질병을 일으키는 '유해균', 그 어느 쪽에도 속하지 않는 '기회균'으로 분류된다. 개인차는 있지만, 일반적으로 건강한 장내 환경은 유익균 20%, 유해균 10%, 그리고 기회균 70%의 균형으로 장내 세균총이 형성되어 있다.

장내 환경에 대해 생각할 때, 문득 유익균과 유해균에만 눈길이 가기 쉽지만, 장내 환경의 좋고 나쁨을 결정하는 열쇠를 쥐고 있는 것은 기회균이다. 기회균은 유익균과 유해균 중에 우세한 쪽으로 작용하는 것으로 밝혀져 있다. 유익균이 우세해지면, 좋은 작용을 하는 기회균이 증가해 장내 환경이 개선된다. 반대로 유해균이 많아지면 나쁜 작용을 하는 기회균이 증가해 장내 환경은 악화되어 가는 것이다.

기회균을 내편으로 만들기 위해서는 유해균의 증식을 억제하고, 유익균을 우세로 만드는 방법 이외에는 없다. 그러기 위해서는 유산균 외에도 야채나 버섯, 콩이나 해조 등 식이섬유가 많은 식품을 섭취하는 것이 효과적이다. 식이섬유는 유산균과 마찬가지로 유익균의 먹이가 되어 유익균을 늘려준다.

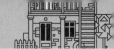

기회균을 내편으로 만들자

건강한 사람의 경우 장내 세균의 이상적인 균형은 유익균 20%, 유해균 10%, 기회균 70%이다. 기회균은 유익균과 유해균의 상태를 엿보면서 우세한 쪽에 합세하므로 유익균을 강하게 만들 필요가 있다.

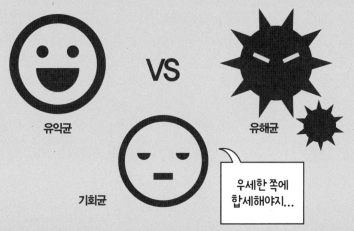

VS

유익균

유해균

기회균

우세한 쪽에
합세해야지...

계속 먹으면 장내 환경이 개선

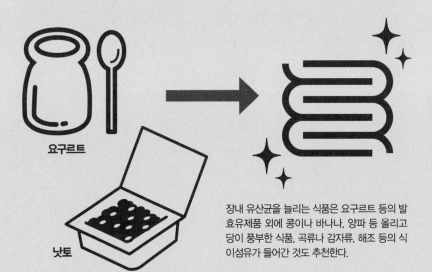

요구르트

낫토

장내 유산균을 늘리는 식품은 요구르트 등의 발효유제품 외에 콩이나 바나나, 양파 등 올리고당이 풍부한 식품, 곡류나 감자류, 해조 등의 식이섬유가 들어간 것도 추천한다.

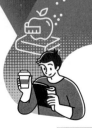

12 폴리페놀의 효과는 겨우 2~3시간

부지런히 섭취해 안티에이징

폴리페놀은 식물이 가지고 있는 색소와 향기, 쓴맛 등의 화학 성분인 '파이토케이컬'의 일종으로, 우수한 항산화 작용이 있는 것으로 알려져 있다.

항산화 작용이란 내장이나 혈관, 피부 등의 노화를 촉진시키는 '활성산소'를 억제하는 작용이다. 폴리페놀이 들어 있는 식품을 적극적으로 섭취하면 활성산소로 인한 몸에 대한 손상이 경감되고, 안티에이징 효과를 기대할 수 있다.

폴리페놀에는 물에 잘 녹고 체내에 흡수가 잘되는 특성이 있으며, 섭취후 약 30분이면 항산화 작용이 나타나기 시작한다. 효과가 빨리 나타나는한편, 배설되는 것도 빨라서 그 지속 시간은 불과 2~3시간 정도로 볼 수 있다. 그렇기 때문에 폴리페놀은 하루 종일 부지런히 섭취하는 것이 중요하다.

폴리페놀은 약 5,000개 이상이나 되는 종류가 있다. 대표적인 것으로는 레드와인이나 블루베리에 들어 있는 '안토시아닌', 녹차나 홍차에 들어 있는 '카테킨', 초콜릿의 원료인 카카오에 들어 있는 '카카오 폴리페놀', 메밀국수에 들어 있는 '루틴', 콩에 들어 있는 '이소플라본' 등이다. 이러한 식품을 식사 때마다 조금씩이라도 섭취하게 되면 폴리페놀의 항산화 작용을 오래 지속시킬 수 있는 것이다.

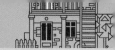

폴리페놀이 들어 있는 식재료

폴리페놀은 대부분의 식물에 존재하는 색소나 쓴맛, 떫은맛의 기초가 되는 성분이다. 노화나 암, 생활습관병의 원인이 되는 활성산소를 제거하는 항산화 작용이 있기 때문에 젊음이나 건강을 유지하는 데 효과적이다.

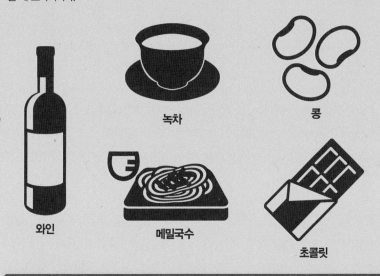

녹차

콩

와인

메밀국수

초콜릿

효과는 겨우 2~3시간

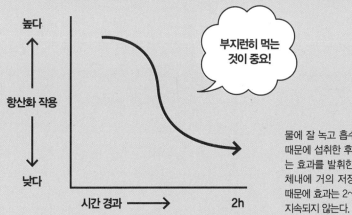

높다

항산화 작용

낮다

시간 경과 ⟶   2h

부지런히 먹는 것이 중요!

물에 잘 녹고 흡수가 잘되기 때문에 섭취한 후 30분 후에는 효과를 발휘한다. 그러나 체내에 거의 저장되지 않기 때문에 효과는 2~3시간밖에 지속되지 않는다.

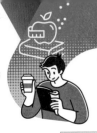

13 피곤할 때 단 것은 역효과?!

당질을 과하게 섭취하면 더 피곤해질 수도 있다

피곤할 때에 단 것을 먹으면 좋다, 그렇게 생각하고 있는 사람이 많은 것은 아닐까?

실제로는 그것은 에너지 부족에 의한 일시적인 피로에 대해서만 효과가 있으며, 무턱대고 단 것을 계속 먹게 되면 오히려 역효과가 나타나게 된다.

단 것에 포함된 당질은 체내에서 포도당으로 전환되어 혈중에 들어감으로써 혈당치를 올리며, 그것을 낮추려고 인슐린이라는 호르몬이 분비된다. 그렇기 때문에 당질을 한꺼번에 많이 섭취하게 되면 급격하게 혈당치가 올라가고 그것을 낮추기 위해 필요 이상으로 인슐린이 분비되어 혈중의 혈당치가 감소, 저혈당이 된다. 그러면 뇌가 활동하는데 필요한 포도당까지 줄어들고, 에너지가 도달하지 못해 나른함이나 졸림 등의 증상으로 이어진다. 당질 과다의 생활을 계속하면 정상적으로 혈당치의 조절이 불가능해지고, 결국에는 항상 저혈당의 상태가 된다. 그러면 자율신경의 균형이 무너져 피로감과 나른함, 사고력과 집중력 저하, 짜증이나 불안감 증가 등의 증상을 일으키게 된다.

이러한 악순환에 빠지지 않기 위해서는 당질의 과다 섭취에 주의하고, 당질(포도당)을 에너지로 바꿔 주는 비타민 B_1을 함께 섭취하도록 하자 (112~113쪽 참조). 당질은 사람이 활동하기 위해 필수적인 에너지원이지만, 과다 섭취에는 주의가 필요하다.

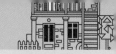

당질 과다로 저혈당이 되는 구조

피곤할 때는 에너지를 필요로 해 무심코 단 것이 먹고 싶어지지만, 과다 섭취는 금물이다. 악순환에 빠지지 않도록 주의하자.

피곤할 때 단 것은 악효과?!

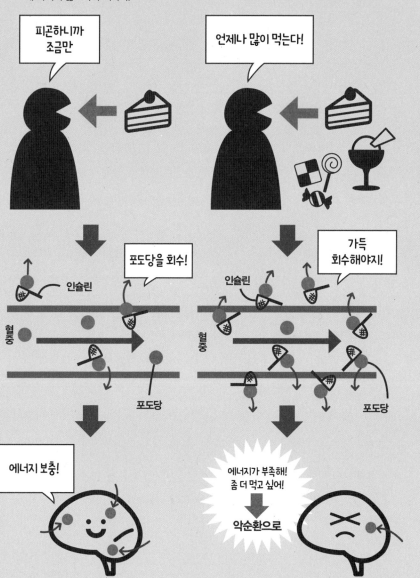

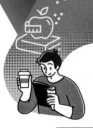

14 아이에게 패스트푸드는 NG?

습관이 되지 않게 즐기면 OK

'고칼로리의 패스트푸드는 아이에게 먹이고 싶지 않다!' 식습관 교육에 열심인 부모일수록 그런 식으로 생각하는 분들이 많은 것은 아닐까? 그러나 성장기의 아이에게 있어 중요한 것은 칼로리보다 영양 균형으로 '단백질(Protein)', '지방(Fat)', '탄수화물(Carbonate)'의 3대 영양소를 균형 있게 섭취하는 것이 중요하다. 이 3가지의 머리글자를 딴 'PFC 균형'에 주목해 메뉴를 선택하면 패스트푸드도 건강하게 즐길 수 있다.

예를 들면, 햄버거와 감자튀김, 청량음료수의 세트로 햄버거 가게에서는 기본적인 세트이지만, 이대로는 지방이 약간 과다한 구성이다. 그러므로 감자튀김을 샐러드로, 청량음료수를 야채나 과일 100% 주스나 차로 바꾸면 균형 잡힌 조합이 된다.

그렇다고 해도 너무 자주 패스트푸드를 계속 먹는 것이 아니라면, 그렇게까지 신경 쓸 필요는 없다. PFC 균형은 하루 동안에 종합적으로 생각하면 되므로 가게에서는 아이가 좋아하는 메뉴를 고르게 하고, 그 이외의 식사에서 균형을 조절해 주면 된다.

패스트푸드는 습관화되어도 안 되지만, 너무 지나치게 제한하는 것도 좋지 않다. 즉 아이가 성장한 후에 반동이 나타나 강한 집착으로 이어질 수도 있다.

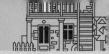

균형은 변하지 않나?

건강한 식사에는 3대 영양소(단백질[P], 지방[F], 탄수화물[C]) 3가지의 균형이 중요하다. 예를 들면 일본식 햄버그 쪽이 건강한 이미지가 있지만, 'PFC 균형'적으로는 패스트푸드와 거의 차이가 없다.

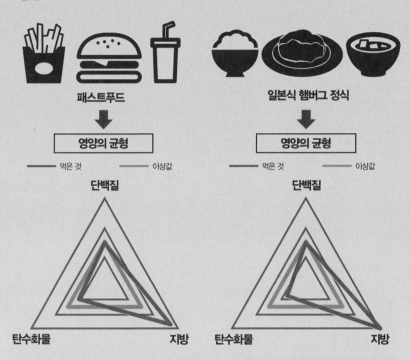

패스트푸드

일본식 햄버그 정식

| 영양의 균형 | 영양의 균형 |

── 먹은 것   ── 이상값

── 먹은 것   ── 이상값

단백질

단백질

탄수화물　　지방

탄수화물　　지방

대체해서 균형 잡힌 식사로

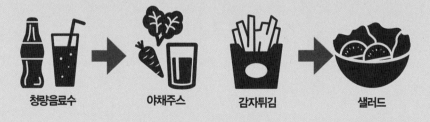

청량음료수　　**야채주스**　　**감자튀김**　　**샐러드**

아이에게 패스트푸드는 NG?

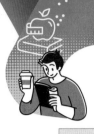

15 전통적인 소박한 식사가 반드시 건강한 것은 아니다

평균 수명이 늘어난 것은 식사의 서구화 덕분

서양식에 비해 전통식은 건강하다는 이미지가 있지만, 사실은 꼭 그렇다고는 할 수 없다. 건강한 식사는 단백질, 지방, 탄수화물의 3대 영양소를 균형 있게 섭취할 수 있는지의 여부로 봐야 한다. 예를 들면 밥에 된장국, 나물 등 전통적인 소박한 식사는 저칼로리로 언뜻 건강하게 보이지만, 단백질이나 지방이 적어 이상적인 영양 균형이 갖추어져 있지 않을 가능성이 있다.

식사의 서구화가 진행됨에 따라 생활습관병에 걸리는 사람의 수가 증가하고 있는 것은 사실이다. 특히 서양식에 많이 들어 있는 지방에 대해서는 섭취 에너지에서 차지하는 비율이 해마다 증가 추세에 있고, 40대 이후의 비만이나 대사증후군, 동맥경화나 당뇨병, 암 등에 걸릴 위험을 높이는 요인이 되고 있다. 그렇지만 동시에 식사의 서구화가 가져온 혜택도 무시할 수는 없다. 그리고 유제품이나 육류를 자주 섭취할 수 있게 되어 영양 상태가 개선되고, 질병에 강한 몸을 만들 수 있게 되어 평균 수명 연장에 크게 기여하고 있는 것이다.

전통적인 소박한 식사로 되돌아간다고 건강해지는 것은 아니다. 각 식사마다의 좋은 점을 받아들이고, 다양한 식재료를 적당량 균형 있게 조합해 먹는 것이 건강한 식생활을 보내기 위한 포인트이다.

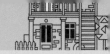

식사는 균형이 중요

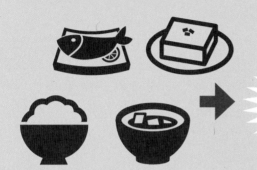

전통적인 소박한 식사

영양이 충분하지 않을 수도!

1일의 영양 섭취량과 평균 수명

식사가 서구화됨에 따라 지방이나 육류를 먹는 비율이 증가한 것은 평균 수명이 늘어난 요인의 하나이다. 섭취 칼로리에 관해서는 최근 들어 감소 추세에 있다.

1일의 영양 섭취량과 평균 수명의 추이

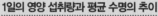
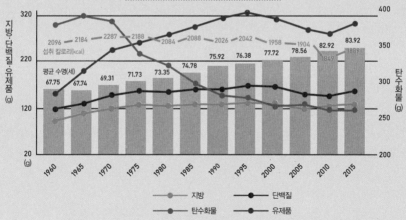

참고 자료 : 1960년~1993년은 후생노동성 「국민 영양의 현상」, 1994년~2002년은 후생노동성
「국민 영양 조사」, 2003~2017년은 후생노동성 「국민 건강 · 영양 조사」를 기초로 작성.

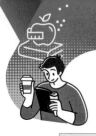

16 아이의 학습력을 향상시키려면 학원보다 우선은 아침식사를

아침식사를 먹는 아이일수록 학습력이 높다

음식에 들어 있는 탄수화물로부터 얻어진 포도당은 뇌의 유일한 에너지원이고, 탄수화물을 섭취하지 않으면 뇌는 활동에 필요한 에너지를 얻을 수 없다. 그리고 취침 중에도 뇌는 활동을 계속하고 있다. 그러나 저녁식사 후부터 다음날 아침식사까지는 10시간 이상에 걸쳐 에너지 공급이 정지하게 된다. 그러한 상태임에도 불구하고 아침식사를 걸으면, 뇌는 완전히 에너지 부족을 일으키게 된다.

특히 에너지 대사가 활발한 아이에게 있어 아침식사를 거르는 것의 해는 심각하다. 즉 머리가 멍해지고 수업 중에도 기억력과 집중력이 떨어지게 된다. 또한 체온이 오르지 않고, 몸의 움직임도 둔해져 버린다. 따라서 점심식사 후 드디어 기운을 차릴 수 있을까 생각했지만, 아침식사를 걸러서 내려가 있던 혈당치가 급격하게 올라가기 때문에 강한 졸음에 빠지기 쉽다. 아침식사를 걸러서 생기는 악영향이 하루 종일 이어지게 되는 것이다.

아침식사와 아이의 학습력에 밀접한 관계가 있다는 것은 데이터로도 확인할 수 있다. 문부과학성의 조사에 따르면, '아침식사를 매일 먹고 있다'고 응답한 아이일수록 학력 테스트의 점수가 높은 경향이 있다는 결과가 나와 있다. 아이의 학습력 향상을 목표로 한다면, 우선은 꼭 아침식사를 할 수 있도록 생활 습관을 들이는 것부터 시작하자.

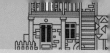

아침식사를 먹고 하루를 시작

아침에 일어났을 때 멍한 것은 뇌의 에너지가 되는 포도당이 부족하기 때문이다. 아침식사를 먹으면 체온과 혈당치가 상승해 뇌에 에너지가 전해지므로 하루를 시작하는 준비가 갖추어진다.

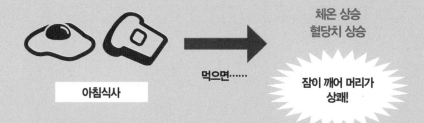

아침식사

먹으면……

체온 상승
혈당치 상승

잠이 깨어 머리가
상쾌!

학습력·체력의 조사 결과

그래프는 중학생의 학습력, 체력 테스트 결과와 아침식사의 유무 관계를 나타낸 것이다. 아침식사를 먹고 있다고 응답한 학생 쪽이 점수가 높다는 것을 알 수 있다.

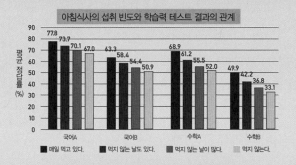

참고 자료 : 문부과학성
「2018년도 전국 학습력·학습
상황 조사」

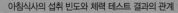

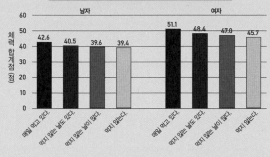

참고 자료 : 스포츠청
「2018년도 전국 체력·운동
능력, 운동 습관 등 조사」

아이의 학습능력을 향상시키려면 학원보다 우선은 아침식사를

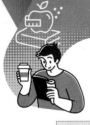

17 "특정 보건용 식품"을 먹으면 건강해질까?

균형이 제일이며, 어디까지나 보조적으로

'당의 흡수를 느리게 한다', '몸에 지방이 잘 축적되지 않는다', '장내 환경을 개선한다' 등 건강에 대한 작용(기능성)이 표시되어 있는 식품을 '보건 기능 식품'이라고 한다. 보건 기능 식품에는 3종류가 있으며, 그 대표가 '특정 보건용 식품'이다. 건강의 유지와 증진에 도움이 되는 것이 임상시험에 의해 확인되어 있으며, 국가의 심사에 의해 표시가 허가된 식품을 말한다. '기능성 표시 식품'은 건강에 대한 기능이나 과학적 근거를 기업의 책임으로 표시한 식품이다. 국가의 심사는 없지만, 소비자청에 신고가 필요하다. 그리고 부족하기 쉬운 영양 성분을 보충하기 위한 '영양 기능 식품'으로 이미 과학적 근거가 확인된 영양 성분에 대해 국가에 신고나 허가 없이 기능성을 표시할 수 있다.

걱정되는 것은 그 효과이다. 보건 기능 식품 중 하나라면 효과가 과학적으로 확인되었기 때문에 신뢰할 수 있다고 생각해도 좋겠죠. 반대로 보건 기능 식품의 표시가 없음에도 불구하고 건강에 대한 효과를 광고하는 식품이나 보충제는 주의가 필요하다.

보건 기능 식품에는 많이 먹어서 질병이 치료되는 것은 아니라고 명시되어 있다. 식생활의 균형을 잡은 후에 보조적으로 활용하자. 검사 수치의 이상이나 증상이 있는 경우는 먼저 의사의 진단을 받는 것이 중요하다.

식품과 기능성 표시

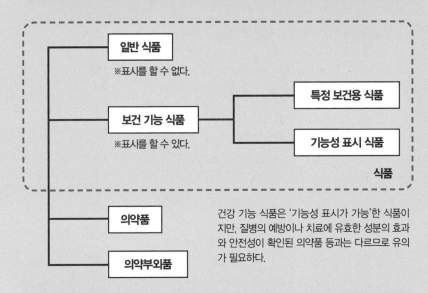

일반 식품

※표시를 할 수 없다.

보건 기능 식품

※표시를 할 수 있다.

특정 보건용 식품

기능성 표시 식품

식품

의약품

의약부외품

건강 기능 식품은 '기능성 표시가 가능'한 식품이지만, 질병의 예방이나 치료에 유효한 성분의 효과와 안전성이 확인된 의약품 등과는 다르므로 유의가 필요하다.

특정 보건용 식품과 기능성 표시 식품의 차이

	마크·표시	국가의 심사	신청/신고 내용의 정보 공개	허가되어 있는 상품 수	시행년
특정 보건용 식품	○	○	×	1061	1991년
		※소비자청 장관이 허가		※2019년 1월 10일 현재	
기능성 표시 식품	× 기능성 표시 식품	×	○	1714	2015년
	※포장에 「기능성 표시 식품」으로 표시	※사업자(기업·단체 등)의 책임으로 소비자청에 신고		※2019년 1월 16일 현재	

참고 자료 : SUNTORY 「※특정 보건용 식품」과 「기능성 표시 식품」의 차이란?

"특정 보건용 식품"을 먹으면 건강해질까?

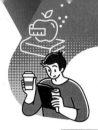

18 GI 값을 기준으로 먹는 법을 생각해 본다

현명하게 선택하면 맛있게 먹으면서 살을 뺄 수 있다

혈당치는 26페이지에서도 다루었듯이 살찌기 쉬운 체질과 건강의 열쇠를 쥐고 있는 것으로, 이 혈당치의 급상승으로 인슐린이 분비되어 살찌는 것이라면, 인슐린이 잘 나오지 않는 음식을 의식적으로 선택하는 것이 가능하다.

GI 값이라는 말을 들어본 적이 있는가? 'GI(Glycemic Index)'란 식후 혈당치가 올라가는 속도를 말하며, 이것이 빠르면 빠른 음식일수록 살찌기 쉬운 '고 GI 식품', 느리면 느릴수록 살찌지 않는 '저 GI 식품'이라고 부른다.

구체적인 식품으로 말하면, 흰색보다 갈색으로 정제되지 않은 것이 GI 값이 낮은 경향이 있다. 예를 들면 빵이나 파스타라면 흰 빵은 '고 GI 식품', 통밀빵이나 호밀빵은 '저 GI 식품'이다.

또한 같은 설탕이라도 정제된 백설탕이 아니라 첨채당(사탕무당)이나 코코넛팜 슈거를 선택하면, GI 값이 낮기 때문에 달지만 살이 잘 찌지 않는 맛을 낼 수 있다. 감자나 옥수수와 같이 야채인데 GI 값이 높은 경우도 있지만, 26페이지에서도 이야기한 것처럼 먹는 순서와 조합에 따라서도 혈당치의 급상승은 막을 수 있다. 식이섬유가 풍부한 버섯이나 해조 등과 함께 먹어 혈당치 상승을 느리게 억제하자.

그러나 GI 값은 그것만 먹었을 때의 기준이고, 식사는 여러 가지 것을 함께 먹기 때문에 GI 값만으로는 판단할 수 없다. 참고 정도로 하자.

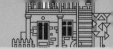

혈당치가 잘 올라가는 식품, 잘 올라가지 않는 식품

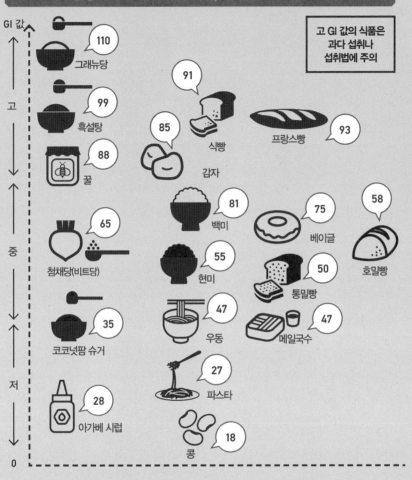

GI 값

고 GI 값의 식품은
과다 섭취나
섭취법에 주의

고

- 그래뉴당 — 110
- 흑설탕 — 99
- 꿀 — 88
- 식빵 — 91
- 프랑스빵 — 93
- 감자 — 85

중

- 첨채당(비트당) — 65
- 백미 — 81
- 베이글 — 75
- 호밀빵 — 58
- 현미 — 55
- 통밀빵 — 50

- 코코넛팜 슈거 — 35
- 우동 — 47
- 메밀국수 — 47

저

- 아가베 시럽 — 28
- 파스타 — 27
- 콩 — 18

0

GI 값을 기준으로 먹는 법을 생각해 본다

※ 저 GI 식품 → GI 값 55 이하   중 GI 식품 → GI 값 56∼69   고 GI 식품 → GI 값 70 이상

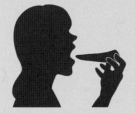

GI 값을 알고 먹는 법이나 식품
선택법에 주의하도록 하자.

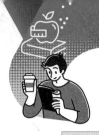

19 음식으로 섭취한 콜레스테롤과 혈중 콜레스테롤과는 상관성이 없다

몸의 세포막과 호르몬의 재료가 되는 콜레스테롤은 우리 몸에 필수적인 성분인 한편, 동맥경화나 급성심근경색 등 생활습관병의 발병과 관련이 있으며, 콜레스테롤을 많이 함유하고 있는 달걀 등의 식품에 대해 섭취량 상한치가 설정되어 있다. 그러나 음식으로 섭취한 콜레스테롤량과 혈중 콜레스테롤의 값에는 명확한 상관성이 없는 것으로 밝혀져 일본에서는 몇 년 전에 섭취 제한이 철폐됐다.

그러나 여기서 주의해야 하는 것은 혈중 콜레스테롤 값이다. 산화해 혈관 내에 축적되는 유해한 'LDL 콜레스테롤'과 이것을 들어내는 'HDL 콜레스테롤'의 비율은, LDL이 너무 많거나 혹은 HDL이 너무 적거나 한 경우 콜레스테롤 대사가 잘 이루어지지 않고 혈관을 손상시켜 동맥경화가 되기 쉽다.

이 2가지의 균형을 잘 잡기 위해서는 운동과 식생활이 중요하다. 1일 1만 보 정도 걷거나, 적당한 운동이 권장되고 있다.

식생활 면에서는 과식과 동물성 지방, 당질, 과도한 알코올을 피하고, 식이섬유가 풍부한 야채, 해조, 버섯, 곤약, 불포화지방산을 많이 함유한 등푸른 생선, 타우린을 많이 함유한 조개류, 콩 식품 등을 섭취하는 균형 잡힌 식사가 중요하다. 또한 자신에게 맞는 표준 체중을 유지하는 것도 하나의 기준이 된다.

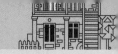

고 콜레스테롤 식품을 신경 쓸 필요는 없다

콜레스테롤은 혈중에 들어 있는 지방의 일종으로, 동맥경화의 원인이 된다고 생각되어 왔다. 그러나 최근의 연구에서 식사로 섭취하는 콜레스테롤은 총콜레스테롤 값의 일부로, 먹은 만큼 그대로 영향을 미치는 것은 아니라는 것을 알게 됐다.

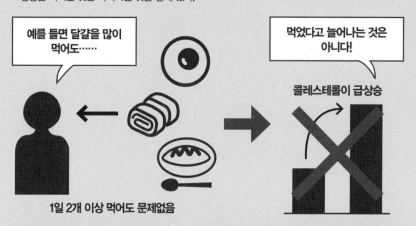

예를 들면 달걀을 많이 먹어도……

1일 2개 이상 먹어도 문제없음

먹었다고 늘어나는 것은 아니다!

콜레스테롤이 급상승

LDL과 HDL 콜레스테롤의 균형이 중요

콜레스테롤의 균형을 갖추는 습관

운동과 식생활이 포인트

적정 체중도 기준으로…

적당한 운동이나 매일 1만보 정도의 워킹

등푸른 생선

조개

야채

해조류

콩, 콩제품

균형 잡힌 식생활

콜레스테롤의 균형에 악영향을 미치는 습관

과식

과도한 음주

흡연

동물성 지방의 과다 섭취

운동 부족

49

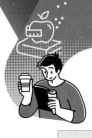

20 　당류 제로인데 단 것은 왜?

'당질 제로'와 '당류 제로'는 다르다

　　　　　　'당질 제로'와 '당류 제로'의 음료를 구입할 기회가 많을 것으로 생각하는데, 그 의미는 알고 있을까?

　탄수화물에서 식이섬유를 제외한 것이 '당질'이고, 당질은 또 '당류'와 '당류 이외의 당질'로 나누어진다. '당류'란 포도당, 과당, 유당 등의 단당류와 이당류의 총칭이다. 몸을 움직이는 에너지원이 되지만, 혈당치를 상승시키고 중성지방을 늘리는 성질이 있다. 그리고 '당류 이외의 당질'에는 전분과 올리고당 외에 말티톨과 에리스리톨 등의 '당알코올', 아세설팜 K와 수크랄로스 등의 '인공감미료'가 포함된다.

　즉 '당류 제로'라고 하면, 포도당이나 과당 등의 당류는 포함되어 있지 않지만, 당알코올이나 인공감미료 등 다른 당질은 포함되어 있다는 것이다. 한편 '당질 제로'는 당류는 물론이고, 당알코올이나 인공감미료를 포함한 당질을 사용하고 있지 않다는 것을 의미한다. 단, 주의해야 할 것이 교묘한 표시의 속임수다. 이 '제로'라는 표기는 식품 100g당 함유량이 0.5g 미만이면 사용해도 괜찮은 것이다. 즉 당질 제로라도 당질을 포함하고 있는 경우도 있으며, 당질 제로이고 칼로리 제로라도 인공감미료가 사용되어 있는 케이스도 있다.

	당류	당질(당류 포함)
당질 제로	포도당·설탕 과당 등 ✕	전분 자일리톨 등 ✕
당류 제로	포도당·설탕 과당 등 ✕	전분 자일리톨 등 ○

탄수화물
(식이섬유)

당질
(전분, 당알코올, 올리고당 등)

당류
(설탕, 포도당 등)

당류는 당질의 일부이므로, 당류 제로의 경우는 당질인 전분과 감미료로 사용되는 자일리톨이나 인공감미료 등이 포함되어 있는 경우가 많다.

당을 줄일 계획이어도 생각지도 모르게 섭취하고 있을 수도 있다

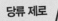

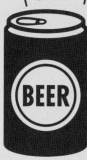

BEER

'당질 제로', '당류 제로'라도 '칼로리 제로'라고 하는 것은 아니다. 당류 제로의 발포주를 살펴보면 100㎖당 에너지는 약 30kcal 전후이다. 주로 알코올에 의한 것이지만, 결코 적지 않은 수치이다. 설탕이 거의 포함되어 있지 않은 만큼 혈당치는 잘 올라가지 않겠지만, 과다 섭취는 역시 비만과 질병의 근원이 된다.

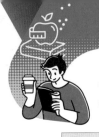

21 스포츠 음료는 설탕 덩어리 주스와 같다!

운동 시에도 당질을 과다 섭취

더운 계절이나 운동을 할 때는 땀을 많이 흘려 탈수증이나 열중증에 걸릴 위험성이 높아진다. 그럴 때 땀으로 손실된 수분과 나트륨, 칼륨 등의 무기질을 보충할 수 있는 스포츠 음료가 증상의 예방과 회복에 효과적이라고 알려져 있다.

일반적인 스포츠 음료에는 500㎖의 페트병 1개당 약 스틱 설탕 10개분이나 되는 설탕이 포함되어 있다. 이것은 당질 가득한 주스(단 청량음료수)와 거의 다르지 않다는 것이다. 청량음료수에 포함된 '과당 포도당 액상당'은 중성지방으로 변하기 쉬워 과다 섭취하면 비만의 원인뿐만 아니라 당뇨병의 위험도 높아지게 된다. 열중증을 방지하기 위해 수분을 섭취하려면, 최근 약국 등에서 쉽게 구할 수 있게 된 경구 보충 수액을 권한다.

또한 스포츠 음료에 의존하지 않아도, 영양 균형이 잡힌 식사를 제대로 섭취하면 열중증은 예방할 수 있다. 탄수화물을 에너지로 바꾸는 비타민 B_1을 포함한 식품을 섭취하면 더위 타는데도 효과적이다. 그다지 땀을 흘리지 않는 체질이나 일상생활에서 별로 땀을 흘리지 않는 경우는 염분 섭취도 줄이는 것이 좋다. 더위를 잘 타지 않는 어르신들은 평소 과일과 야채 등으로 자주 수분을 섭취하면 좋겠죠.

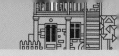

페트병 1개에 포함된 설탕의 양

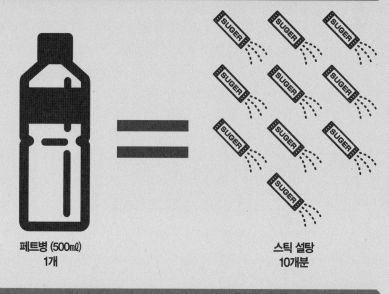

페트병 (500㎖)
1개

스틱 설탕
10개분

분말 타입을 이용하는 방법

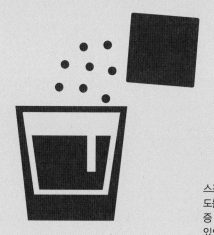

농도를 조절할
수 있다!

스포츠 음료의 분말 타입이라면 물로 희석해 농
도를 조절할 수 있다. 단, 격렬한 스포츠나 열중
증 대책을 하는 경우에는 염분이 부족할 수도
있으므로 목적에 맞게 사용하자.

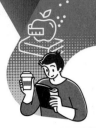

22 그대로 먹어도 콜라겐은 섭취할 수 없다!

비타민 C와 단백질을 함께

'콜라겐'은 세포들을 연결하는 접착제 역할을 하는 단백질의 일종이다. 혈관이나 근육, 뼈, 피부 등 신체 조직의 유지에 없어서는 안 되는 성분이다. 또한 피부의 생기를 유지하는 기능도 있기 때문에 미용 목적으로 콜라겐을 함유한 식품이나 보충제를 복용하는 사람도 늘고 있다.

그러나 콜라겐은 체내에서 만들어지는 성분이기 때문에 단지 밖에서 섭취하는 것만으로는 그다지 의미가 없다. 따라서 콜라겐 생성을 돕는 영양소를 함께 섭취해야 하는 것이다.

그 중 하나가 비타민 C이다. 비타민 C는 체내에서 만들어낼 수 없기 때문에 야채와 과일 등의 식품에서 섭취할 수밖에 없다. 장기간에 걸쳐 비타민 C를 섭취하지 못하면, 콜라겐의 생성이 진행되지 않고 전신에서 출혈이 일어나는 '괴혈증'이라는 병에 걸릴 우려가 있다. 또한 콜라겐 부족은 뼈를 약하게 해 골다공증으로도 이어진다.

그리고 또 다른 하나가 단백질이다. 단백질의 역할은 콜라겐의 재생을 돕는 것으로, 식사로부터 충분한 단백질을 섭취하면 오래된 콜라겐이 분해되고 새로운 콜라겐의 합성이 촉진된다.

반대로 콜라겐에 있어 큰 적이 되는 것이 당질이나 지방의 과다 섭취이다. 이들의 과잉 섭취가 콜라겐의 정상적인 기능을 방해하기 때문이다.

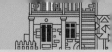

콜라겐 단독으로는 의미 없다!

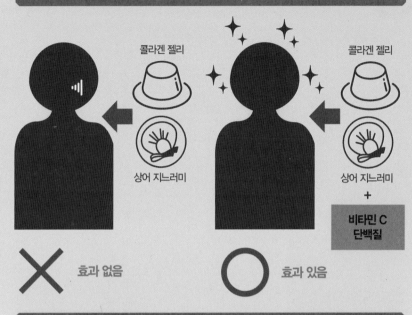

콜라겐 젤리

콜라겐 젤리

상어 지느러미

상어 지느러미
+

비타민 C
단백질

✕ 효과 없음

◯ 효과 있음

콜라겐은 40세에 반감한다

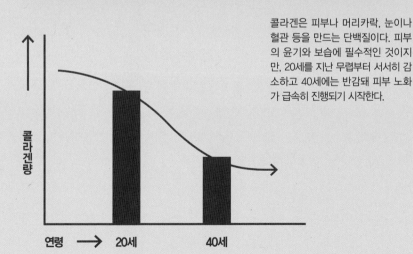

콜라겐은 피부나 머리카락, 눈이나 혈관 등을 만드는 단백질이다. 피부의 윤기와 보습에 필수적인 것이지만, 20세를 지난 무렵부터 서서히 감소하고 40세에는 반감돼 피부 노화가 급속히 진행되기 시작한다.

콜라겐량

연령 ➔ 20세 40세

그대로 먹어도 콜라겐은 섭취할 수 없다!

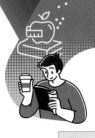

23 노화와 질병을 이겨내는 항산화 작용이란?

활성산소에 침해받지 않는 생활 습관

이 책에서도 자주 등장하는 '항산화 작용'과 '활성산소'라는 말은 그 의미에 대해 여기서 조금 확인해 두고자 한다.

항산화 작용을 한마디로 말하면 '활성산소에 대항하는 작용'이다. '활성산소'란 체내에 들어온 산소 가운데 물질을 산화시키는 힘이 강해진(활성화된) 산소를 말한다. 산화는 금속의 산화와 마찬가지로 정말로 몸이 녹 쓸어 버리는 것이다. 사람에게는 원래 활성산소가 체내에서 너무 증가하지 않도록 방어하는 기능이 갖추어져 있다. 그러나 자외선이나 대기 오염, 흡연, 스트레스 등에 계속 노출되면, 방어 기능이 약해져 활성산소가 과도하게 만들어지고 몸에 해가 나타나기 시작한다. 여러 가지 조직과 기관의 노화, 결국은 암이나 생활습관병 등 생명에 관련된 질병을 일으킬 수밖에 없다.

활성산소로부터 몸을 지키기 위해서는 우선 항산화 작용이 있는 식품을 섭취하는 것이다. 비타민 A · C · E 이외에 폴리페놀과 카로티노이드 등의 '파이토케미컬'을 포함한 음식에는 우수한 항산화 작용이 확인되어 있다.

그리고 신체 내측에서부터 활성산소에 대한 방어력을 높이는 것도 효과적이다. 그렇다고 해서 어렵게 생각할 필요는 없다. 적당한 운동에 균형 잡힌 식사, 충분한 수면 등 스트레스가 적은 생활에 신경 쓰면 되는 것이다.

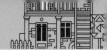

항산화력

암이나 생활습관병, 노화 등의 원인이 되는 활성산소에 대항하는 작용을 '항산화력'이라고 한다.
활성산소는 끊임없이 몸속에서 만들어지고 있으므로 항산화력을 높일 필요가 있다.

일으키는 질병

- 암
- 생활습관병
- 당뇨병
- 폐렴
- 백내장 등

활성산소

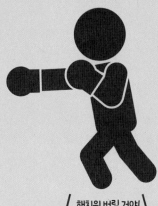

해치워 버릴 거야!

57

활성산소가 증가하는 원인

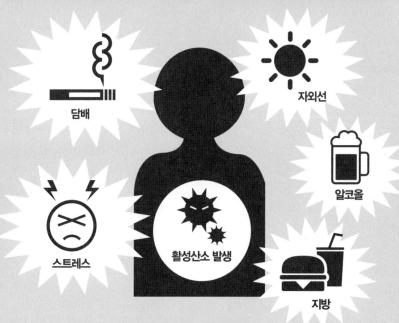

담배 · 자외선 · 알코올 · 스트레스 · 활성산소 발생 · 지방

노화와 질병을 이겨내는 항산화 작용이란?

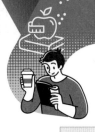

24 섭취한 영양이 손실되는 음식 궁합에 주의!

영양 흡수율은 음식 궁합으로 변한다

건강을 위해 아무리 먹어도 섭취한 영양이 모두 흡수되는 것은 아니다. 식재료끼리의 조합과 그 때의 건강 상태에 따라 영양의 흡수율은 크게 달라진다.

'칼슘'을 예로 들어 설명하자. 뼈와 치아의 근원이 되는 칼슘은 몸에 흡수가 잘되지 않는 영양소이다. 그렇기 때문에 칼슘의 흡수를 도와주는 다른 영양소나 성분과 함께 섭취하는 것이 권장되고 있다. 예를 들면 비타민 D는 어패류나 달걀에 많이 들어 있으며, 이러한 식재료와 함께 섭취하면 칼슘을 잘 흡수할 수 있다. 또한 식초나 레몬에 포함된 '초산'과 '구연산'에도 칼슘의 흡수를 돕는 작용이 있다. '가다랑어포를 뿌린 냉두부'나 '정어리 튀김 식초 절임'은 칼슘을 함유한 식재료(두부·정어리)에 그 흡수를 높이는 식재료(비타민 D를 함유한 가다랑어포·초산을 함유한 식초)를 조합한 매우 적절한 먹는 법이라고 할 수 있다. 반대로 가공식품에 많이 첨가되는 '인'은 칼슘의 흡수를 방해하기 때문에 함께 섭취하는 것을 피해야 하는 영양소이다.

이상과 같은 음식 궁합과 함께 위장 건강 상태에도 주의해야 한다. 폭음 폭식을 피하거나, 장내 환경을 개선하거나 하는 것도 영양을 낭비 없이 흡수하기 위해 중요하다.

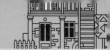

음식 궁합으로 흡수율을 높인다

영양소의 흡수율은 음식 궁합에 의해 높일 수 있다. 궁합이 좋은 음식 조합을 신경 써서 효율적으로 영양을 흡수하자.

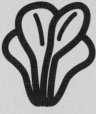
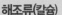

해조류(칼슘)

칼슘 UP

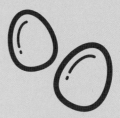

달걀(비타민 D)

59

해조류에 함유된 칼슘의 양은 야채 중에서도 상위 수준이며, 칼슘의 흡수를 도와주는 비타민 D가 풍부한 달걀과 찰떡 궁합이다.

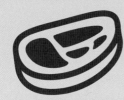

돼지고기(비타민 B₁)

비타민 B₁ UP

마늘(알리신)

비타민 B₁의 흡수를 촉진하는 것은 알리신을 함유한 마늘과 양파이며, 같이 먹으면 피로회복 효과도 높아진다.

시금치(철)

철 UP

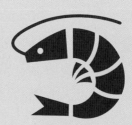

새우(단백질)

시금치 등 식물성 식품에 함유된 철은 고기, 생선, 달걀 등의 동물성 단백질과 함께 섭취하면 흡수율이 높아진다.

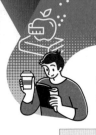

25 당신의 "현재"에 따라 필요한 영양소는 변화한다

라이프 스테이지에 맞는 영양 섭취를

사람에게 어떤 영양소가 얼마나 필요한지는 결코 일률적이지 않다. 건강하게 살기 위한 기준이 마련되어 있지만, 그 사람이 필요로 하는 영양소는 각각의 연령과 라이프 스테이지에 따라 변화해 가는 것이다.

모든 라이프 스테이지에서 3대 영양소인 탄수화물, 지방, 단백질이 중심이 된다. 이들은 몸을 만드는 재료와 활발한 활동을 지원하는 에너지원이 된다. 성장기의 아이들은 칼슘을 충분히 섭취하는 것도 뼈와 치아의 성장을 위해 중요하다.

임신 중인 여성에게 필요한 것은 아기의 몸을 만들기 위한 영양소이며, 특히 녹색잎 야채에 함유된 '엽산'은 태아의 세포 분열을 돕는 기능이 있어 임신 전부터 섭취하기 시작하는 것이 바람직하다. 그리고 철은 임신·수유기는 물론이고, 철결핍성 빈혈이 되기 쉬운 월경이 있는 여성도 의식적으로 섭취하도록 권하는 영양소이다.

고령이 되면 먹는 양이 줄어 영양 부족에 빠지기 쉽다. 특히 단백질과 칼슘이 부족하면, 근육과 뼈가 쇠약해져 자리보전하게 되기 쉬우므로 주의해야 한다.

후생노동성의 '일본인의 식사 섭취 기준'은 연령대·성별마다 영양소의 섭취량이 표시되어 있다. 이러한 것도 참고해서 그 사람에 맞는 영양 섭취에 대해 알아두자.

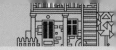

라이프 스테이지의 식사 포인트

성장기

몸의 발육에 필수적인 영양소의 섭취가 중요하다. 균형 잡힌 식사에 신경 쓰는 것이 중요하다.

밥	고기	기름	우유	두부
3대 영양소			**칼슘**	

포인트
- 균형 있게 먹는다.
- 과식에 주의한다.
- 규칙적으로 먹는다.

임신 중

아기의 몸을 만드는데 필요한 엽산이나 철은 특히 부족하기 쉽다. 소화 능력도 저하되므로 주의해야 한다.

밥	고기	기름	우유	두부
3대 영양소			**칼슘**	

포인트
- 잘 씹어서 먹는다.
- 당질 과잉을 피한다.
- 1일의 식사를 분할한다.

김	아스파라거스	모시조개	시금치
엽산		**철**	

고령기

뼈와 근육이 쇠약해지지 않도록 제대로 된 영양 섭취를 의식하고, 먹기 쉬운 요리를 연구하도록 하자.

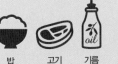

밥	고기	기름	생선	낫토
3대 영양소			**단백질**	

포인트
- 한입 크기로 한다.
- 부드러운 것으로 한다.
- 약간 걸쭉하게 한다.
  (씹거나 삼키는 상태에 맞춰)

우유	두부	칼슘

임신의 "현재"에 따라 필요한 영양소는 변화한다

육체 피로편

Q1.

책상 근무에 늘 따라다니는 증상
눈의 피로에 효과가 있는 것은?

A 블루베리 **vs. B** 닭고기 계란 덮밥

answer B

눈의 피로회복에 효과가 있는 안토시아닌은 블루베리에 들어 있지만, 소량으로는 효과가 그다지 없으며 시신경의 피로를 회복시키는 데는 비타민 B2가 필요하다. 이것은 달걀이나 생선 등의 단백질원에 많이 함유되어 있다.

Q2.

실제로는 간의 피로이기도 하다
만성피로에는?

A 돈까스 덮밥 **vs. B** 해물 덮밥

answer B

돼지고기는 비타민 B1이 풍부하기 때문에 돈까스 덮밥도 추천하지만, 만성피로는 간의 기능이 쇠약해져 있는 경우가 많으므로 간 기능을 촉진하는 타우린이 풍부한 오징어나 문어 등을 포함한 해물 덮밥도 권한다.

Q3.

위장에 부담을 주지 않고 면역력을 높이도록
식욕부진에 효과가 있는 것은?

A 국수 **vs. B** 야채포타주

answer B

국수는 간편하지만, 국수의 탄수화물만으로는 영양 부족이다. 당근이나 호박 등 식이섬유가 많은 야채를 포타주로 만들면 위장에 부담도 가지 않고 풍부한 β-카로틴으로 면역력도 향상된다.

제 3 장

영양소를 손실하지 않는
최강 조리법

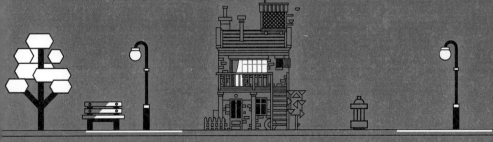

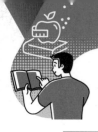

26 '썰어서 데치고 물에 담그면' 시금치의 비타민이 격감!

비타민 C는 물과 열로 손실된다

아무리 훌륭한 영양소를 함유한 식품이라도 조리법에 따라서는 소용없이 되어 버리는 경우도 적지 않다.

예를 들면 시금치. 시금치에 함유된 주요 영양소 중 하나로 '비타민 C'가 있다. 시금치에는 떫은맛의 원인인 '수산(옥살산)'이 함유되어 있으며, 이것을 제거하기 위해 데친 후에 물에 담그는 것이 일반적인 조리법이다. 그런데 비타민 C는 물에 잘 녹고, 데치기, 삶기 등 가열 조리에 약한 성질이 있다. 데치는 것만으로도 40%나 되는 비타민 C가 손실되며, 또한 물에 담그면 더 많은 비타민 C가 유출되어 버린다.

시금치로부터 비타민 C를 섭취하려면 생으로 먹는 것이 좋지만, 가열에 의해 부피가 줄어 섭취하기 쉬워지면 손실이 있어도 효율적으로 비타민 C를 섭취하는 것도 가능하다. 데치는 경우는 썬 자리에서 비타민 C가 흘러나오는 것을 막기 위해 뿌리 부근을 떨어뜨리거나, 썰지 않고 통째로 데치는 것이 기본이다. 30초 정도 데치고 꺼내서 물에 담그는 것도 단시간으로 끝내도록 하자. 랩으로 싸서 전자레인지로 가열하는 방법도 있다.

영양소의 손실을 막으려면 가급적 신선할 때에 소비하는 것도 중요하다. 보존 기간이 길어질수록 영양소는 손실되므로 구입해서 바로 다 먹던가, 냉동하는 것을 권한다.

시금치의 떫은맛 제거 방법

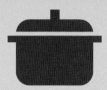

냄비로

넉넉한 양의 끓는 물에 30초 정도 소금을 넣어
데친 후, 찬물로 큰 열을 제거한다.
※가다랑어포로 맛을 더해 떫은맛을 완화시
킨다.

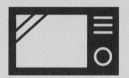

레인지로

식품용 필름으로 싸서 20초 정도 가열하고, 찬
물에 담근다.
※다소 떫은맛은 남는다.

시금치를 효율적으로 먹는 법

국으로

비타민 C는 장시간 가열에 약하기 때문에 가능
한 한 그대로 먹는 것을 권하지만, 국물도 함께
먹을 수 있는 국으로 만들면 남김없이 먹을 수
있다.

너무 잘게 썰지 않는다

너무 많이 썰게 되면 단면에서 비타민 C가 흘러
나와 버리기 때문에 주의가 필요하다. 또한 썬
자리에서 산화가 진행되므로 빠른 시간 내에 조
리하자.

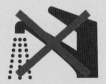

물에 담그는 경우는 단시간

비타민 C는 물에 녹아나오기 쉽기 때문에 필요
이상으로 물로 씻는 것은 피하자. 데치는 것보
다 볶거나 튀기거나 하는 편이 비타민 C의 손실
을 막을 수 있다.

자주 먹는다

비타민 C는 체내에서 만들 수 없고, 또한 곧바
로 체외로 배출되어 버린다. 한 번의 흡수량이
정해져 있으므로 자주 먹도록 하자.

"씻어서 데치고 물에 담그면' 시금치의 비타민이 격감!

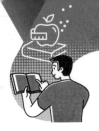

27 당근은 껍질째 먹지 않으면 무의미?

껍질에 많은 β-카로틴은 기름과 좋은 궁합

당근을 조리할 때 껍질을 벗기고 사용하고 있지는 않은 가? 실제로는 이것은 귀중한 영양소를 낭비하게 되는 먹는 법이다.

당근에 함유된 주요 영양소는 'β-카로틴'으로 체내에서 '비타민 A' 대신에 빛을 감지하는 망막 색소를 만들거나, 피부와 점막 세포의 재생을 돕거나 한 다. 높은 항산화 작용이 있어 생활습관병의 예방에도 도움이 된다.

당근의 β-카로틴의 함유량은 심 부분보다 바깥쪽에 가까울수록 많아진 다. 당근을 통째로 가열해 보면 잘 알 수 있는데, 당근의 표면은 매우 얇은 막과 같은 표피로 덮여 있으며 이 부근에 β-카로틴이 풍부하게 함유되어 있 다. 그렇기 때문에 당근을 조리할 때는 잘 씻어서 껍질째 사용하는 것이 가 장 좋다. 아무래도 신경이 쓰이는 경우는 껍질 벗기는 장갑 등을 사용해 가 능한 한 얇게 표피만 떨어지게 하면 영양소의 손실을 줄일 수 있다.

그리고 조리법을 연구해서 β-카로틴의 흡수를 더욱 향상시키는 것도 중 요하다. β-카로틴은 열에 강하고, 기름과의 궁합도 좋은 영양소이다. 생으 로 먹는 경우와 기름으로 조리한 경우의 몸에 대한 흡수율을 비교하면, 그 차이는 무려 8배 이상이다. 당근의 계란볶음이나 글라세 등, 기름을 사용한 메뉴로 껍질째 먹도록 하자.

당근은 껍질이 중요

당근은 부위에 따라 함유된 영양소가 다르다. 잎 부분에는 식용 부분의 5배나 되는 칼슘이 함유되어 있다. 또한 당근의 대표적인 영양소인 β-카로틴은 중심 부분보다 바깥쪽 부분에 많으며, 그 차이는 약 2.5배나 된다.

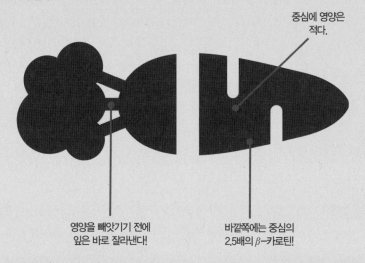

중심에 영양은 적다.

영양을 빼앗기기 전에 잎은 바로 잘라낸다!

바깥쪽에는 중심의 2.5배의 β-카로틴!

알아 두고 싶은 당근 먹는 법

가열 시에도 생으로도 기름과 함께

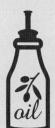

당근에 함유된 β-카로틴은 기름과 궁합이 좋기 때문에 볶거나 식물성 기름 등으로 버무리면 흡수율이 더욱 높아진다. 또한 식단에 고기와 생선 요리가 있으면, 고기와 생선의 지방으로 흡수가 촉진된다.

생으로 먹는 경우는 주의

생 당근에 함유된 아스코르비나아제에는 비타민 C를 산화시키는 작용이 있다(식초에 의해 그 작용은 약해진다). 비타민 C가 많이 함유된 야채와 함께 먹으면 충분히 섭취할 수 없게 된다.

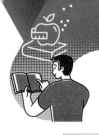

28 된장은 영양소의 보고! 매일 된장국으로 건강하게

건더기를 더해 건강 효과 상승

우리에게 있어 없어서는 안 되는 조미료인 된장. '된장은 의사가 필요 없어'라고 할 정도로, 옛날부터 몸에 좋은 것으로서 사람들 사이에서 즐겨 먹어 왔다.

된장은 콩을 발효시켜 만든다. 콩에 함유된 단백질은 일반적인 가열 조리로는 소화 흡수가 잘 되지 않지만, 된장으로 만든 경우 효소에 의해 약 60%가 수용화되고 약 30%가 아미노산으로 변화하기 때문에 흡수가 잘 된다. 기쁘게도 이 아미노산에는 필수 아미노산이 모두 포함되어 있다.

이렇게 건강에 좋은 된장이지만, 염분이 많은 식품인 것은 확실하다. 된장국으로 만들어 먹을 때는 건강 효과가 있는 야채 등으로 건더기를 듬뿍 넣거나, 다시마나 가다랑어포로 육수를 내서 맛을 살리는 연구도 중요하다. 일반적인 건더기 재료, 미역에 함유되어 있는 알긴산은 동맥경화의 원인이 되는 콜레스테롤을 흡수해 준다. 맛버섯 등 버섯류에 풍부한 β글루칸은 면역력을 높이고, 식이섬유를 함유한 양배추는 변비 해소에 도움이 된다. 칼륨을 함유한 양파와 감자, 호박에는 염분을 배출해 혈압을 낮추는 효과를 기대할 수 있다.

목적별로 건더기 재료를 바꾸어 된장국을 매일 식탁에 올리도록 해보자.

콩은 발효에 의해 소화 흡수가 잘 되게 된다

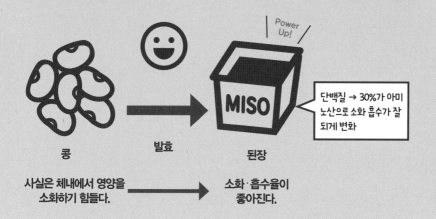

콩

발효

된장

단백질 → 30%가 아미노산으로 소화 흡수가 잘 되게 변화

사실은 체내에서 영양을 소화하기 힘들다.

소화·흡수율이 좋아진다.

효과적인 된장국 만드는 법

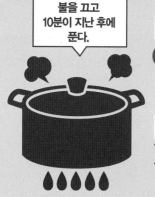

불을 끄고 10분이 지난 후에 푼다.

50℃ 이하

◯ 균이 살아 있다.

70℃ 이상

✕ 균이 죽어 버린다.

된장국의 효과

- 암을 방지한다.
- 치매 예방
- 혈압 저하
- 안티에이징
- 피부 미용 등

된장은 영양소의 보고! 매일 된장국으로 건강하게

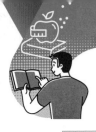

29 맛을 끌어내는 야채 써는 법

맛과 영양을 끌어내는 써는 법

식재료는 써는 법을 바꾸면 식감이나 맛이 달라지고 음식의 변화도 폭넓어진다.

채 썬 양배추는 잎맥에 대해 수직으로 써는 것이 기본이며, 섬유가 끊어져 부드러운 식감으로 완성된다. 봄 양배추 등 잎이 부드러운 것은 잎맥을 따라 썰면, 아삭아삭한 식감을 즐길 수 있다.

양파의 섬유는 뿌리 부근에서 잎을 향해 세로로 지나고 있다. 섬유를 따라 썰면 식감이 남기 쉽기 때문에 볶음이나 수프 등 불로 익히는 요리에 적합하다. 한편, 섬유에 대해 수직으로 썰면 부드러운 식감이 되고, 이것은 양파 슬라이스나 샐러드로 권한다.

양파는 써는 법에 따라 영양 면에서도 차이가 나타난다. 흔히 양파는 섬유를 따라 썰면 눈물이 잘 나오지 않는다고 알려져 있다. 섬유에 대해 수직으로 자르면 세포가 끊어져 양파의 자극 성분이 방출되기 쉬워지기 때문이다. 즉, 그것은 보다 많은 영양 성분이 방출되어 섭취하기 쉬운 형태가 된다는 것이다. 자극적인 냄새의 정체인 '알리신'을 비롯해 양파에 함유된 '황화합물'은 비타민 B_1과 협력해 당질의 대사를 돕는 작용이나 혈액 순환을 원활하게 하는 작용 등 건강에 좋은 효과가 많이 있다. 식재료의 맛과 건강 효과를 끌어내는 여러 가지 써는 법을 알아 두면 편리하다.

요리에 맞는 써는 법

섬유를 따라 썬 경우

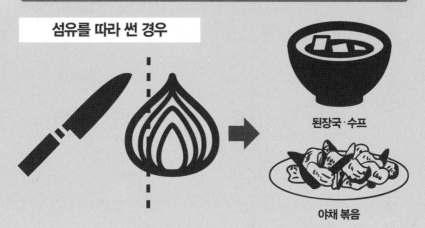

된장국·수프

야채 볶음

섬유를 따라 썬 경우는 아삭아삭한 식감이 된다.
가열해도 모양이 잘 흐트러지지 않기 때문에 수프나 볶음 등에 권한다.

섬유에 수직으로 썬 경우

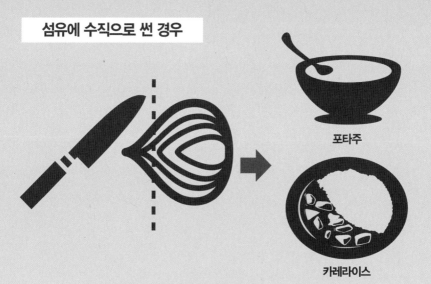

포타주

카레라이스

섬유에 대해 수직으로 썬 경우는 부드러워져 식감이 남지 않게 된다.
포타주 수프와 카레에 넣으면 감칠맛과 단맛이 증가한다.

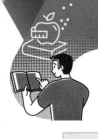

30 참깨는 갈아 먹지 않으면 건강 효과는 제로?!

영양은 씨의 껍질 속에 쏙!

참깨라고 하면 건강해진다는 이미지가 강하다고 생각한다. 구체적인 영양소로서 노화 방지와 간 기능 향상, 암 예방에도 효과가 있다고 알려진 참깨 리그난, 혈중 나쁜 콜레스테롤 저하를 기대할 수 있는 올레산, 칼슘, 마그네슘, 비타민 E 등 여러 가지 영양소가 가득 응축되어 있다.

그러나 그 참깨의 힘은 단단한 씨의 껍질 속에 숨어 있다. 우엉이나 샐러드 등에 그대로 뿌려서 먹고 있는 분은 없을까? 사실 참깨는 씨의 껍질을 부수지 않으면 영양소의 혜택을 받을 수 없다.

영양의 흡수율을 높이기 위해서는 절구나 밀, 도구가 없으면 손가락으로 으깨거나 해서 씨의 껍질을 부수고 사용하자. 또한 사실 참깨는 알갱이 상태 그대로 먹으면 식이섬유와 같은 효과를 얻을 수 있기 때문에 '갈지 않고 먹는 좋은 점'이라는 것도 있다.

그리고 또 다른 하나 기억해 두면 좋은 것은 참깨의 힘이다. 참깨는 가열하면, 참깨 리그난의 일종인 세사모린이 세사몰이라고 하는 항산화 작용이 매우 높은 성분으로 바뀐다. 이것은 가열 온도가 높을수록 증가하므로 프라이팬 등으로 잘 볶은 후에 갈아서 먹으면 참깨의 힘을 최대한 얻을 수 있다고 할 수 있죠.

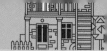

참깨의 영양은 갈지 않으면 흡수되지 않는다

참깨는 단단한 껍질로 덮여 있는 데다, 한 알갱이가 매우 작아서 사람의 치아로 씹어 부술 수 없어 그대로 몸 밖으로 배출되어 버린다. 먹기 전에 절구 등으로 갈은 후에 요리에 사용하자.

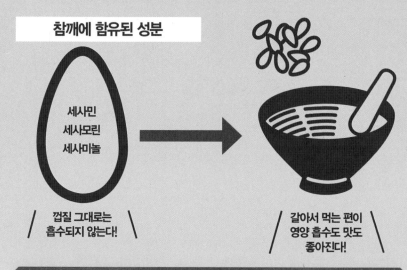

참깨에 함유된 성분

세사민
세사모린
세사미놀

껍질 그대로는
흡수되지 않는다!

갈아서 먹는 편이
영양 흡수도 맛도
좋아진다!

효과가 나오는 섭취량

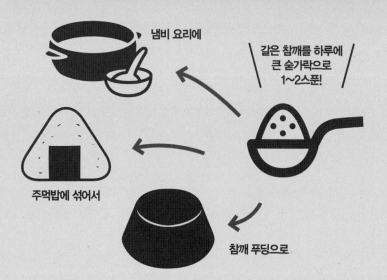

냄비 요리에

갈은 참깨를 하루에
큰 숟가락으로
1~2스푼!

주먹밥에 섞어서

참깨 푸딩으로

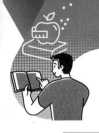

31 샐러드에 논오일 드레싱을 뿌리면 영양이 잘 흡수되지 않는다

양상추나 샐러드 야채에는 오일을 뿌려야

칼로리를 신경 써서 샐러드에 뿌리는 드레싱이나 오일을 피하거나, 논오일 드레싱을 선택하거나 하는 사람도 있는데, 영양소적으로는 아까운 섭취법일지도 모른다.

샐러드에 많이 등장하는 서니 레터스, 리프 레터스, 샐러드 야채 등에는 비타민 A의 일종인 β-카로틴이 풍부하게 포함되어 있다. β-카로틴은 지용성 비타민의 하나로, 기름과 함께 섭취해야 몸에 대한 흡수율이 크게 높아진다.

지용성 비타민과 기름의 관계에 대해서는 108페이지에서도 자세히 다루겠지만, 이 비타민을 섭취할 때에 기름과 함께 섭취하지 않으면, 귀중한 비타민을 몸에 조금밖에 흡수할 수 없다. 마찬가지로 칼로리나 건강에 신경을 쓴다면, 샐러드유나 드레싱을 올리브오일이나 양질의 기름(100쪽 참조)으로 바꾸어 보거나, 같은 마요네즈라도 칼로리 하프 타입을 선택해 보거나 해서 오일을 차단하지 않고 영양소를 균형 있게 섭취할 수 있다.

또한 식사를 전체적으로 생각해 기름을 함유한 메뉴(튀긴 음식이나 기름진 고기나 생선)가 있으면, 드레싱의 오일을 생략하는 것도 좋은 방법이다. 덧붙이면, 지방 섭취의 기준량은 1일 50~60g인데, 이 중 조리에 사용하는 기름의 양은 20g(5작은술)으로 제한하도록 하자.

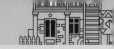

샐러드×기름으로 비타민을 흡수

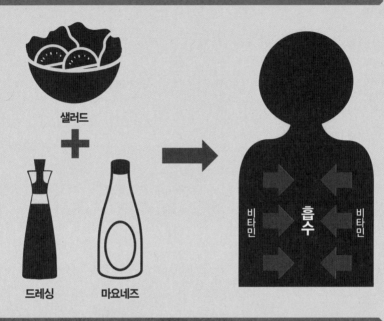

샐러드

＋

드레싱

마요네즈

비타민 → 흡수 ← 비타민

메뉴에 맞춰 조정한다

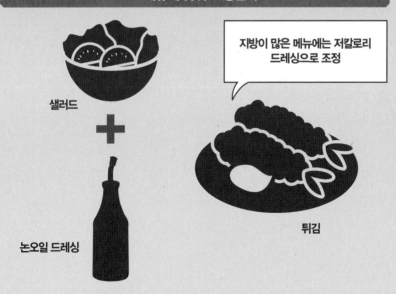

샐러드

＋

논오일 드레싱

지방이 많은 메뉴에는 저칼로리
드레싱으로 조정

튀김

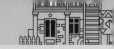

샐러드에 논오일 드레싱을 뿌리면 영양이 잘 흡수되지 않는다

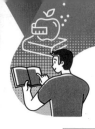

32 신선도를 유지하는 식재료의 보존법, 열화시키는 보존법

여름 야채는 냉장고가 부적합

야채에 있어 냉장 보관은 바람직한 보존법이다. 저온으로 해서 수확 후에도 계속되는 야채의 호흡을 진정시킬 수 있고, 야채 속의 비타민류나 아미노산, 당 등의 감소를 방지할 수 있다.

그러나 모든 야채가 냉장 보관에 적합한 것은 아니라는 것을 기억해 두자. 원산지가 따뜻한 나라인 고구마나 토란, '여름 야채'인 가지, 오이, 토마토, 피망 등은 저온에 부적합하다. 가지 등을 냉장고에 보관했더니 갈색으로 움푹 패인 구멍과 같은 것이 생긴 적은 없는가? 이것은 피팅이라고 하는 저온에 의한 대사 장애이다. 이들은 지퍼가 달린 보존 팩에 넣어 상온에서 보존하는 편이 신선도를 오래 유지할 수 있다(단, 30℃를 넘는 여름철에는 냉장고에).

또한 '야채는 자란 환경과 비슷한 상태로 보존하면 좋다'고 하는 이야기도 있는데, 이것은 상온 보존하는 경우의 이야기다. 즉 냉장 보존에는 그다지 관계없는 이야기이며, 대부분의 야채에서는 신선도나 영양소에 대한 영향이 없다고 증명되어 있다.

그보다는 보존 방법에서 가장 중요한 것은 '습도'를 유지하는 것이고, 우리 인간과 마찬가지로 야채에 있어 건조는 치명적이다. 따라서 야채를 냉장 보존하는 경우는 신문지나 적신 종이타월로 싸서 비닐봉지나 랩으로 싸면 신선도를 유지하고, 영양소의 유출을 방지할 수 있다.

찬 것을 싫어하는 야채

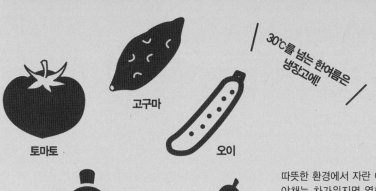

30℃를 넘는 한여름은 냉장고에!

고구마

토마토

오이

피망

가지

따뜻한 환경에서 자란 여름 야채는 차가워지면 열화를 일으키는 것도 있다. 이러한 야채는 지퍼가 달린 보존팩에 넣어 상온 보존하는 편이 오래간다.

야채를 보존하는 3가지 포인트

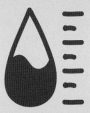

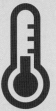

습도

건조는 야채의 치명적인 손상으로, 신문지나 적신 종이타월 등으로 감싸서 지퍼가 달린 비닐봉지에 넣거나 랩으로 싸도록 하자.

온도

여름 야채의 경우는 7~8℃가 적절한 온도로 알려져 있으며, 너무 차갑게 하지 않도록 주의가 필요하다. 여름철에는 상황에 따라 냉장고에 보관하자.

빛

야채에 빛이 직접 닿게 되면 광합성을 하게 되어 야채에 포함되어 있는 아미노산과 비타민류 등을 소비해 버린다.

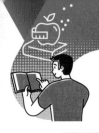

33 바지락의 오르니틴은 냉동으로 8배 상승

간의 해독 기능을 지원

바지락에 많이 함유되어 있는 것으로 알려진 '오르니틴'은 사람의 몸에서 단백질을 구성하는 '아르기닌'이라는 아미노산에서 합성되는 성분이다. 간에서 암모니아 독소가 해독될 때 작용하여 그 기능을 서포트하고 있다.

옛날부터 '숙취에는 바지락국이 좋다'고 알려져 있지만, 사실 오르니틴에는 숙취 증상을 완화시키는 효과가 있다고 보고되어 있다. 또한 피로회복이나 스트레스를 줄이는 효과도 기대가 되고 있다.

그러나 오르니틴을 많이 함유한 바지락이라도 그 함유량은 매우 적다. 이러한 가운데 오르니틴을 효율적으로 섭취할 수 있는 한 방법이 밝혀졌다. 그것은 바지락을 냉동하는 것으로 영하 4℃에서 바지락을 냉동 보관하면, 생것일 때에 비해 오르니틴의 양이 8배로 증가한다는 것을 알 수 있었던 것이다.

생것으로 사온 것을 냉동하는 경우는 모래를 빼고 잘 씻은 후, 비닐봉지에 넣어 신문지나 키친타월로 감싸서 20시간을 기준으로 냉동하도록 하자. 그리고 오르니틴을 더 늘리려면 천천히 냉동하는 것이 효과적이다. 또한 슈퍼에서 팔고 있는 냉동 바지락이라면 언제든지 보관해 둘 수 있으므로 편리하다. 따라서 조리할 때는 해동하지 말고 그대로 된장국이나 국물에 넣어 끓이기만 하면 된다. 그러면 간단하게 오르니틴을 섭취할 수 있다.

냉동만 해도 오르니틴이 8배로

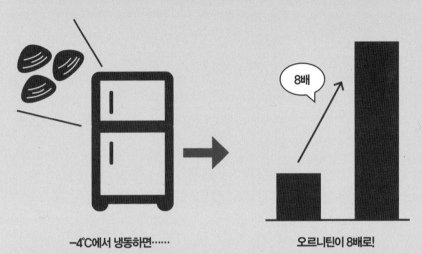

−4℃에서 냉동하면……

오르니틴이 8배로!

바지락 냉동하는 법

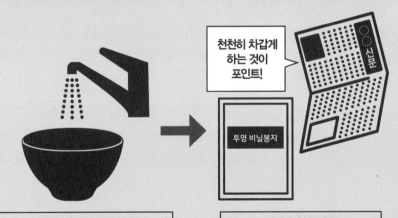

이물질을 떨어내고 모래 빼기

사용할 때는 해동하지 않고 그대로 조리하기 때문에 먼저 모래를 제거해 두자.

싸서 천천히 냉동

씻은 바지락을 비닐봉지에 넣어 신문지나 키친타월로 싸서 냉동한다.

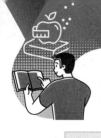

34 생강은 생것과 가열하면 약효 성분이 다르다

쇼가올과 진저롤

생으로 가열해도 양념과 향미 야채로써 요리를 돋보이게 해주는 든든한 야채, 생강은 생선조림이나 초밥에서는 생선의 비린내를 없애 주고, 강한 항균 작용과 식중독 원인균의 살균 작용이 있기 때문에 옛날부터 날생선의 곁들임으로 중요시되어 왔다.

이 생강의 매운 성분인 진저롤은 가열이나 건조시키면 일부가 쇼가올로 변화해 더욱 건강에 좋은 효능이 플러스된다.

쇼가올은 진저롤의 항균·살균 효과에 더해, 항산화 작용과 면역력을 높이고 나아가 혈중 콜레스테롤을 줄이는 작용과 감염증 예방에도 효과가 있는 것으로 알려져 있다. 또한 한약에도 생강이 많이 사용되고 있으며, 몸을 속에서부터 따뜻하게 하는 효과가 미병에 도움이 되는 식재료로 여겨지고 있다.

또한 생 생강의 향의 주성분인 진저베렌에는 약해진 위장의 소화 기능을 회복시키는 작용, 항염증 작용, 설사 완화 및 해독 작용도 있다.

이 성분은 생강의 세포가 파괴되면 효소가 작용해 약효가 높아지므로 갈거나, 잘게 썰어서 생으로 먹는 것이 효과적이다. 산화되면 살균 효과가 손실되기 때문에 먹기 직전에 조리하는 것을 권한다.

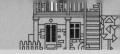

생것과 가열한 경우 생강 약효 성분의 차이

생강의 매운맛의 주성분인 진저롤은 가열하면 쇼가올이라는 성분으로 변화한다. 양쪽 모두 몸에 좋은 성분이지만, 각각 효능이 다르다.

생것인 경우	가열한 경우
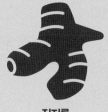	
진저롤	쇼가올

효과	효과
• 식중독 원인균의 살균 • 필로리균의 살균 • 혈액 순환 촉진 등	• 항산화 작용 • 콜레스테롤 감소 • 면역력 향상 등

생으로 생강을 먹을 때 요령

진저롤은 산화되기 쉬운 성질이므로 먹기 직전에 조리하자. 또한 진저베렌이라는 성분에는 정장 작용과 해독 작용이 있으며, 세포가 파괴될수록 효과가 높아지므로 잘게 썰거나 갈거나 해서 사용하는 것을 권한다.

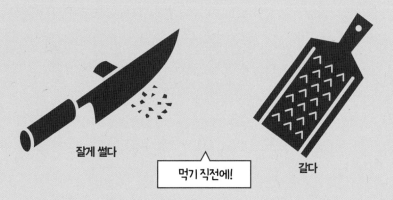

잘게 썰다

먹기 직전에!

갈다

생강은 생것과 가열하면 약효 성분이 다르다

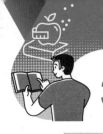

35 배추는 안쪽에서부터 사용해야 한다

자른 후에도 안쪽 → 바깥으로 영양을 계속 보낸다

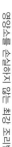

배추는 수확한 후나 유통용으로 자른 후에도 계속 생장하고 있다.

배추를 저장하다 보면, 안쪽이 부풀어 오르는 현상을 본 적이 있지 않은가? 이것은 가장 바깥 측의 잎이 잎을 늘리기 위해 필요한 당이나 글루탐산을 만들어, 중심부의 잎으로 계속 보내고 있기 때문이다. 그렇기 때문에 바깥 측의 잎은 점점 영양가가 없어지게 된다. 또한 바깥 측에서부터 먹기 시작하면, 중심부에 도달할 무렵에는 상해 버리는 일도 자주 있다.

그러므로 배추는 우선 중심의 부드러운 부분부터 사용하자. 그렇게 하면 바깥 측의 잎은 영양가를 간직할 수 있고, 안쪽의 잎에 영양을 보내지 않아도 되므로 단맛이 증가하게 된다.

중심부에는 글루탐산이 풍부하게 함유되어 있다. 바깥 측의 잎과 비교하면 약 14배나 있으며, 피로회복에 안성맞춤이다. 또한 항스트레스 작용이 있는 GABA도 뿌리 부근을 중심으로 함유되어 있다. 그 외에도 비타민이나 칼륨도 풍부하며 이 영양을 손실하지 않기 위해서라도 배추는 안쪽에서부터 사용하도록 하자.

또한 자른 후에는 쉽게 상하기 때문에 신문지나 랩으로 감싸서 냉장고에 보관하는 것이 좋다.

배추에 함유되어 있는 성분

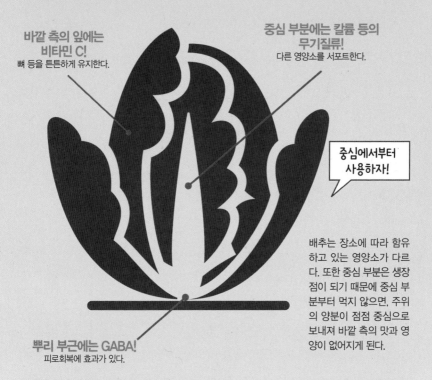

바깥 측의 잎에는 비타민 C!
뼈 등을 튼튼하게 유지한다.

중심 부분에는 칼륨 등의 무기질류!
다른 영양소를 서포트한다.

중심에서부터 사용하자!

뿌리 부근에는 GABA!
피로회복에 효과가 있다.

배추는 장소에 따라 함유하고 있는 영양소가 다르다. 또한 중심 부분은 생장점이 되기 때문에 중심 부분부터 먹지 않으면, 주위의 양분이 점점 중심으로 보내져 바깥 측의 맛과 영양이 없어지게 된다.

배추는 안쪽에서부터 사용해야 한다

배추의 현명한 활용 방법

잎이 단단히 말려 있고 묵직한 것이 맛있는 배추이다. 심의 자른 단면이 노래져 있는 것은 신선도가 떨어지므로 피하도록 하자. 1/2나 1/4로 자른 것은 중심이 평평한 것을 추천한다. 부풀어 올라 있는 것은 바깥 측의 영양이 보내져 생장되어 있다.

자르는 법

① 뿌리 부근에서 중심을 향해 10cm 정도 칼집을 넣는다.

② ①에서 넣은 칼집에 엄지손가락을 넣고 여는 것처럼 해서 가른다.

③ 중심 부분에서 사용할 만큼 잘라낸다.

④ 바깥 측의 잎을 사용하는 경우는 큼직하게 썰고, 중심부는 잘게 썰거나 채 썬다.

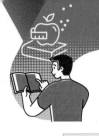

36 파이토케미컬은 수프로 만들면 효율적으로 섭취할 수 있다

야채의 세포벽을 부수는 것이 열쇠

현재도 여러 가지 기관에서 연구가 진행되고 있는 주목의 영양소 파이토케미컬은 야채나 과일에 포함되는 식물이 식물 자신의 열매를 지키기 위해 만들어낸 성분이다. 자주 듣는 녹차 카테킨과 콩의 이소플라본, 포도의 안토시아닌, 토마토의 리코펜, 당근의 β-카로틴 등도 이것에 해당된다.

탄수화물이나 지방 등의 생명 활동에 중요한 5대 영양소에는 들어가 있지 않지만, 강력한 항산화력과 면역력을 높이는 힘이며 디톡스력과 발암 억제력이 있는 것을 알 수 있다.

이 파이토케미컬은 단단한 세포막에 둘러싸여 있다. 잘게 썰거나 믹서에 갈거나 해도 잘 파괴되지 않지만, 가열하면 부서지기 쉽기 때문에 수프로 만들어 먹는 것이 가장 효율적인 섭취 방법이다.

야채가 부드러워질 때까지 끓이면, 그 야채의 약 80~90%의 파이토케미컬이 녹아 나온다. 또한 물에 잘 녹는 수용성 비타민이나 무기질도 수프로 만들면 남김없이 섭취할 수 있으므로 좋은 것 투성이다.

매일 만들어 먹으면 좋은 수프로 추천하는 야채는 호박이나 당근, 양파, 양배추 등 일년 내내 구하기 쉽고 영양가가 높은 것이다. 그리고 껍질에 영양분이 많기 때문에 반드시 껍질째 끓이도록 하자.

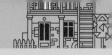

파이토케미컬

식물이나 과일, 해조류 등에 함유되어 있는 색소나 향의 근원이 되는 성분이다. 자외선이나 유해 물질로부터 몸을 보호하기 위해 만들어진 물질이므로 항산화 작용을 하는 것이 많고, 제7의 영양소라고도 부른다.

안토시아닌
- 항산화 작용
- 콜레스테롤 수치 억제

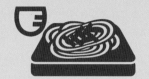

루틴
- 모세혈관 강화
- 출혈성 질환 예방

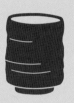

카테킨
- 항산화 · 살균 작용
- 혈액의 응고 억제

리코핀
- 기미 · 지방 축적 억제
- 항산화 작용

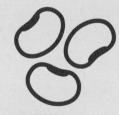

이소플라본
- 여성 호르몬 조정
- 냉증 개선

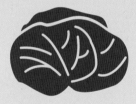

설포라판
- 화학 물질의 해독
- 암 예방

수프로 세포벽을 부순다

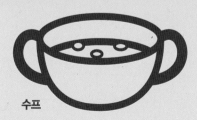

수프

세포벽을 파괴할 수 있는 수프라면 파이토케미컬이 약 80~90% 녹아 나오기 때문에 효율적으로 영양을 섭취할 수 있다.

파이토케미컬은 수프로 만들면 효율적으로 섭취할 수 있다

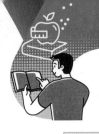

37 버리다니, 아까워! 야채의 잎, 줄기, 껍질, 씨

항상 버리는 부분이야말로 소중한 영양이

평소 거의 버려지는 야채의 잎과 줄기, 껍질과 씨. 그러나 사실은 항상 먹고 있는 열매 부분보다 영양소가 많거나, 본체에 없는 영양소를 포함하고 있거나 하는 경우가 있다. 조리와 먹는 법을 연구하면 얼마든지 맛있게 귀중한 영양소를 섭취할 수 있는데, 버리다니 정말 아깝지 않은가?

잘 알려져 있는 것이 브로콜리의 줄기이다. 줄기에는 울퉁불퉁한 꽃봉오리 부분과 동일한 양의 비타민 C가 함유되어 있다. 줄기도 포함해 통째로 익힌 후 자르면, 비타민 C의 유출을 최소화할 수 있다.

무의 잎에도 본체에는 거의 없는 비타민 C가 풍부하다. 잘게 썰어 소금에 절이면, 열에 약한 비타민 C를 파괴하지 않고 섭취할 수 있다.

β-카로틴이 풍부한 호박은 씨와 속 부분에 비타민 E와 불포화지방산 등 생활습관병 예방에 도움이 되는 영양소가 함유되어 있다. 그대로 사용하면 외관이나 식감이 나쁘기 때문에 씨와 속을 국물팩 등에 넣어 영양소만 끓여내는 방법을 권한다.

껍질이나 잎을 먹는 경우 신경 쓰이는 것이 잔류 농약이다. 그러나 농작물의 잔류 농약의 기준치는 매우 엄격하게 관리되고 있기 때문에 건강에 대한 악영향을 지나치게 걱정할 필요는 없다. 신경이 쓰이는 경우에는 조리 전에 물로 정성들여 씻으면 안심할 수 있다.

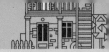

야채를 버리지 않고 사용하는 방법

야채의 껍질과 씨에는 영양이 듬뿍 들어 있으므로 버리지 말고 다 사용하자. 음식물 쓰레기도 줄일 수 있어 일석이조이다.

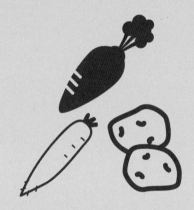

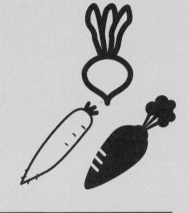

껍질

당근이나 무의 껍질은 간장조림으로, 햇감자는 삶은 후 그대로 으깨서 감자 샐러드로 만드는 것을 권한다. 껍질이 많이 있다면 한꺼번에 야채튀김으로 만들어 먹도록 하자.

잎

당근이나 무, 순무 등 근채류의 잎은 볶음이나 나물로. 가늘고 잘게 썰어 밥에 넣으면 색도 보기 좋아진다.

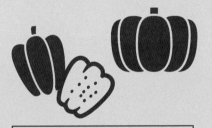

줄기

브로콜리 줄기는 긴 직사각형으로 썰어 겉절이로 만들면 맛있다. 볶아서 먹을 수도 있다.

씨

피망의 씨와 속 부분은 먹을 수 있는 부분이므로 기름에 튀기거나 해서 통째로 먹을 수 있다. 호박씨는 볶아서 그대로 먹을 수 있으므로 영양이 풍부한 간식으로 먹도록 하자.

이럴 때는 무엇이
효과가 있을까?

남성에게 많은 증상편

Q1.

무심코 과음을 해서 후회하고 있지 않은가?

숙취에 효과가 있는 것은?

A 바지락국 **vs. B** 오렌지 주스

answer B
오렌지 주스의 비타민 C는 알코올을 분해한 후에 나오는 아세트알데히드의 분해를 빠르게 한다. 간의 작용을 돕는 타우린과 오르니틴을 함유한 바지락국도 좋지만, 술을 마시기 전에 먹으면 좋다.

Q2.

유전이라고 포기하기 전에 식생활 재검토를

탈모 예방에 효과가 있는 것은?

A 톳 **vs. B** 아몬드

answer B
무기질이 많은 해조에는 머리카락의 재료가 되는 영양소가 풍부하지만, 탈모 예방이 되는 것은 아니다. 탈모 예방에는 혈액 순환을 촉진하는 아몬드 등 비타민 E가 풍부한 견과류를 추천한다.

Q3.

흡연과 과도한 편의점 음식, 염분 과다로 걸쭉하게

걸쭉해진 혈액을 깨끗하게 하려면?

A 등푸른 생선 **vs. B** 찰보리

answer B
등푸른 생선의 DHA나 EPA는 혈전을 예방하는 작용이 있지만, 혈액 순환을 원활하게 하기 위해서는 장의 대청소도 필요하다. 찰보리의 수용성 식이섬유는 장에서 여분의 지방을 배출해 혈액 순환을 원활하게 하는 작용이 있다.

제 4 장

5대 영양소와 놀라운 효능

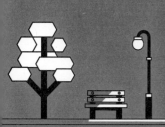
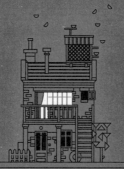

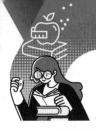

38 탄수화물이란 어떤 것인가?

탄수화물이란 당질 + 식이섬유

'탄수화물'은 단백질로 지방과 함께 3대 영양소 중 하나이다. 체내에서 에너지원으로 이용되는 '당질'과 소화되지 않아 에너지로 이용하기 어려운 '식이섬유'로 이루어지며, 이들을 합쳐서 탄수화물이라고 부른다.

흔히 탄수화물과 당질이 동일한 의미로 사용되는 경우가 있지만, 엄밀하게는 탄수화물≠당질인 것이다.

당질은 그 구조에 따라 단당류, 이당류(소당류), 다당류 등으로 나눌 수 있다. 이 중에서 포도당이나 과당 등의 단당류, 설탕이나 유당 등의 이당류를 합쳐서 '당류'라고 부른다. 당질과 당류도 혼동되기 쉬운 말인데, 당질이라는 묶음 속에 당류가 있다고 생각하면 알기 쉬울 것이다. 당류 중에서도 포도당은 뇌에 유일한 에너지원으로, 우리 몸에 없어서는 안 되는 것이다.

식이섬유의 기능은 장에서 여분의 물질을 흡착해 몸 밖으로 배설하는 것이다. 수분을 흡수해 팽창해서 여분의 당질이나 지방의 흡수를 억제하는 '수용성 식이섬유'와 물에 녹지 않고 장을 자극해 변의 부피를 늘리는 '불용성 식이섬유'로 나눌 수 있다.

인간은 하루에 섭취하는 에너지량 중에 55~65%를 탄수화물에서 섭취하는 것이 바람직하다고 알려져 있다. 식이섬유 섭취량은 남성 25g 이상, 여성 20g 이상이 하루의 목표이다. 건강한 식생활의 기준으로 삼도록 하자.

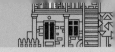

탄수화물의 구성

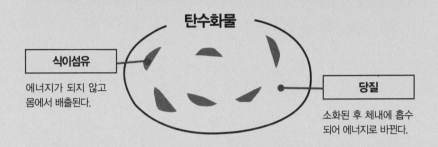

탄수화물

식이섬유
에너지가 되지 않고
몸에서 배출된다.

당질
소화된 후 체내에 흡수
되어 에너지로 바뀐다.

당질과 식이섬유의 종류

당질

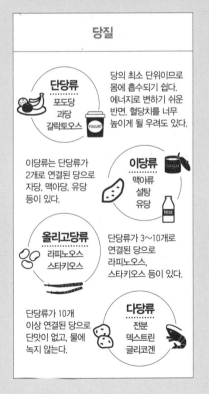

단당류
포도당
과당
갈락토오스

당의 최소 단위이므로 몸에 흡수되기 쉽다. 에너지로 변하기 쉬운 반면, 혈당치를 너무 높이게 될 우려도 있다.

이당류는 단당류가 2개로 연결된 당으로 자당, 맥아당, 유당 등이 있다.

이당류
맥아류
설탕
유당

올리고당류
라피노오스
스타키오스

단당류가 3~10개로 연결된 당으로 라피노오스, 스타키오스 등이 있다.

단당류가 10개 이상 연결된 당으로 단맛이 없고, 물에 녹지 않는다.

다당류
전분
덱스트린
글리코겐

식이섬유

불용성 식이섬유

장을 자극시켜 움직임을 촉진시키고, 변의 양을 늘려 배설을 촉진한다. 장 내의 환경을 개선해 주는 기능도 있다.

수용성 식이섬유

수분을 흡수해 팽창하는 성질이 있다. 몸 안에서는 당질과 지방의 흡수를 방해하고 배설을 촉진시켜 준다.

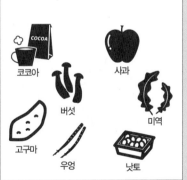

코코아

버섯

고구마

우엉

사과

미역

낫토

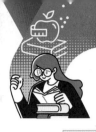

39 당질을 많이 섭취하면 살이 찌는 것은 왜?

남은 당이 지방으로 변한다

지방의 과다 섭취가 체지방을 늘리는 것은 분명하다. 그러나 당질의 과다 섭취로 체지방이 늘어나는 것은 왜일까?

체내에 들어간 당질은 소장에서 포도당(당)으로 분해된 후에 흡수되고, 혈관을 통해 전신의 조직으로 운반된다. 당이 혈관 안으로 들어오면 혈당치가 오르고, 췌장에서는 '인슐린'이 분비된다. 이 인슐린의 작용에 의해 당은 세포의 에너지로서 이용되게 되는 것이다.

그런데 혈관 내에 당이 너무 증가하거나, 혈당치가 급격하게 올라가거나 하면 인슐린의 작용이 따라가지 못해 당은 에너지로서 이용되지 않는다. 남은 당은 지방으로 변해서 간과 지방 세포에 축적되어 버린다. 즉, 당질의 과다 섭취로 살이 찌는 것은 남은 당 때문인 것이다.

이 구조를 이용한 것이 지금 화제가 되고 있는 '당질 제한 다이어트'이다. 당질의 섭취량을 적게 함으로써 혈당치의 상승을 억제하고, 여분의 당이 지방으로 변하는 것을 방지한다. 그러나 심한 당질 제한은 영양 균형을 나쁘게 하고, 다른 증상이나 질병을 일으킬 수밖에 없다. 살이 찐 것 같다고 느꼈다면 당질을 조금 줄이던가, 베지 퍼스트(26쪽)를 의식하는 것만으로도 효과는 있다. 무리한 당질 제한은 하지 말고, 당질을 잘 조절해 가는 것을 권한다.

당은 지방으로 변한다

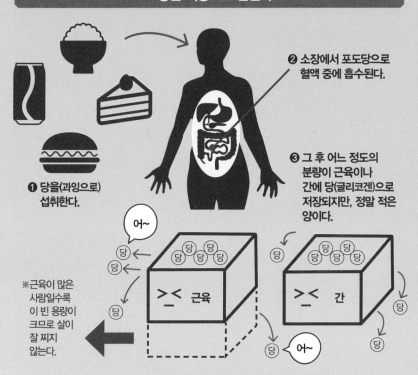

❷ 소장에서 포도당으로
혈액 중에 흡수된다.

❸ 그 후 어느 정도의
분량이 근육이나
간에 당(글리코겐)으로
저장되지만, 정말 적은
양이다.

❶ 당을 (과잉으로)
섭취한다.

어~

당 당 당
당 당 당 당
>< 근육
_

당 당
당 당 당
>< 간
_

당

당

당

어~

※근육이 많은
사람일수록
이 빈 용량이
크므로 살이
잘 찌지
않는다.

❹ 혈액 중의 포도당이 증가하기 시작하면, 인슐린이 분비돼 포도당을
지방으로 바꾸는 지령을 낸다.

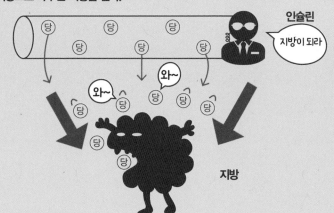

인슐린

지방이 되라

당 당 당 당 당
당 당 당

와~ 당 와~ 당 당 당

당

당

지방

당질을 많이 섭취하면 살이 찌는 것은 왜?

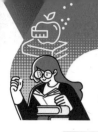

40 피부, 근육 등을 만드는 최강 영양소 '단백질'

몸을 만들어 정상적으로 기능시키는 원료

근육과 내장, 혈액, 뼈, 피부, 손톱, 머리카락 등 우리 몸의 조직을 만드는 재료가 되는 영양소가 '단백질'이다. 전신의 여러 가지 기능을 조절하는 '호르몬'이나 소화와 대사를 촉진하는 작용을 하는 '효소'의 원료로서도 사용되고 있다.

그렇기 때문에 단백질이 부족하면 근력이 약해지거나 피부와 머리카락의 신진대사가 저하되거나, 몸의 각 기관의 정상적인 기능이 상실되거나 해서 전신에 악영향을 미친다.

특히 성장기 아이의 단백질 부족은 근육이나 뼈의 발달 지연과 성장호르몬 분비 저하로 이어져 건전한 발육을 방해할 우려가 있다.

이와 같이 중요한 영양소임에도 불구하고, 단백질은 체내에 저장해 둘 수 없다. 그렇기 때문에 매일의 식사에서 의식적으로 섭취할 필요가 있다. 한편, 단백질의 과다 섭취도 또한 몸에 해를 끼친다. 단백질의 분해는 간에서 이루어지기 때문에 많이 섭취하면 간에 부담이 된다.

또한 단백질이 분해될 때에 발생하는 독소를 배설하기 위해 신장에도 큰 부담이 되는 것이다. 그리고 고기나 달걀, 유제품 등의 동물성 단백질의 과다 섭취는 동시에 지방의 과다 섭취가 되기도 해서 비만이나 생활습관병의 원인이 된다.

너무 많이 섭취하지 말고 적당량을 지키는 것이 단백질 섭취의 포인트이다.

단백질은 비타민 B₆와 궁합이 좋다

비타민 B₆가 풍부한 식재료

단백질이 풍부한 식재료

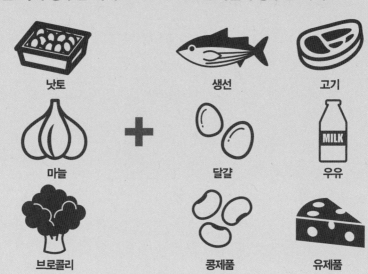

낫토

마늘

브로콜리

생선

달걀

콩제품

고기

우유

유제품

단백질은 몸 안에 저장할 수 없으므로 매일 적당량을 섭취하는 것이 중요하다. 즉 비타민 B₆와 함께 섭취하면 분해와 합성이 잘된다.

신체의 20%는 단백질로 이루어져 있다

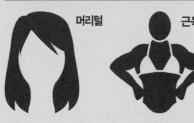

머리털

근육

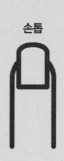

손톱

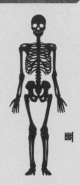

뼈

단백질을 제대로 섭취하지 못하면, 근육이 만들어 지지 않고 대사가 저하되어 쉽게 피로해지거나, 피 부가 거칠어지고 집중력 저하 등 여러 가지 증상 이 일어난다.

피부, 근육 등을 만드는 최강 영양소 '단백질'

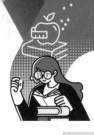

41 흔히 듣는 아미노산이란 도대체 무엇?

단백질을 구성하는 "매우" 중요한 물질

사람의 몸을 만드는 약 10만 종류나 되는 단백질은 단지 20종류의 '아미노산'의 조합에 의해 구성되어 있다. 식사에서 섭취한 단백질은 먼저 체내에서 아미노산으로 분해되고, 몸에 필요한 단백질로 재합성되어 이용되는 구조로 되어 있다.

20종류의 아미노산 중에 체내에서 충분히 합성할 수 없는 9종류의 아미노산을 '필수 아미노산', 그 이외의 11종류를 '비필수 아미노산'이라고 부른다. 둘 다 우리 몸을 만드는데 필수적인 아미노산임에 변함은 없다. 그러나 필수 아미노산은 체내에서 만들어낼 수 없는 만큼 의식적으로 섭취하는 것이 중요하다.

여기에 참고가 되는 것이 단백질을 함유한 식품의 '아미노산 스코어'이다. 이것은 식품에 함유된 단백질의 "질"을 평가하는 지표로 만점인 100에 가까울수록 9종류의 필수 아미노산이 균형 있게 함유되어 있다는 것을 의미한다. 필수 아미노산의 비율이 적절할수록 이용 효율이 좋은 양질의 단백질이라고 할 수 있으며, 보다 건강한 몸을 만드는데 도움이 된다.

아미노산 스코어가 높은 식품은 고기, 생선, 계란, 우유 등으로 모두 100이다. 식물성 단백질로는 콩이 스코어가 높다. 이들을 포함시키면 필수 아미노산을 빠짐없이 커버할 수 있는 균형 잡힌 식단이 된다.

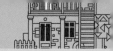

아미노산 스코어

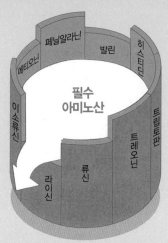

아미노산 스코어란 몸 안에서 만들 수 없기 때문에 식사로 섭취하지 않으면 안 되는 단백질이다.

아미노산 스코어는 9종류가 있는 필수 아미노산이 모두 균형 있게 포함되어 있는 식품을 나타내는 수치로, 양질의 단백질이나 고단백질을 선택하는 기준이 되는 수치이다.

- 9종의 필수 아미노산 중에서 하나라도 함량이 낮으면,
  다른 8종도 거기에 맞춘 수치가 된다.

주요 식품의 아미노산 스코어

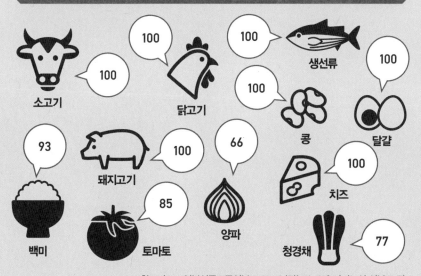

참고자료 : 일본식품표준성분표 2015년판(7회 개정) 아미노산 성분표 편

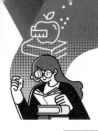

42 '지방'은 다이어트에 매우 중요!

'비만의 근원' 이외에도 중요한 역할

지방은 g당 9kcal의 열량을 만들어내는 효율적인 에너지원이다. 에너지로 다 소비하지 못한 나머지는 피하지방이나 내장지방으로 축적되어 체온 유지와 장기 보호에도 도움이 된다.

또한 지방에는 몸의 기능을 조절하는 호르몬이나 세포를 감싸는 세포막의 재료가 되거나, 기름에 잘 녹는 비타민의 흡수를 돕거나 하는 역할도 있다.

이와 같이 우리 체내에서 활약하는 지방이지만, 너무 많이 섭취하면 비만을 비롯해 동맥경화나 심근경색 등의 생활습관병을 일으킬 수밖에 없다. 그렇기 때문에 지방은 '가급적 제한하는 편이 좋은 것'이라고 생각하기 쉽지만, 실제로는 비만을 신경 쓰는 사람에게 아군이 되어 주는 영양소이기도 하다.

기름진 요리는 속이 더부룩해지기 쉽지만, 그것은 뒤집어 보면 지방에는 포만감을 지속시키는 효과가 있다는 것이다. 다이어트 중이라고 담백한 것만 먹다가 결국 공복감을 참지 못하고 폭식하게 된 경험은 없는가? 그렇게 되기 전에 우선 지방을 적당히 섭취해 확실하게 포만감을 얻어야 한다. 지방의 기준은 하루에 필요한 에너지량의 약 15~30%이다(하루에 1,800kcal라면 30~60g). 그런 다음에 간식을 줄이거나, 운동을 늘리거나 해서 균형을 잡는 편이 다이어트에 성공하기 쉽다.

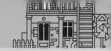

지방은 중요한 영양소

신경

뇌

다이어트의 큰 적이라고 생각하기 쉬운 지방이지만…

- 에너지가 된다.
- 세포막이나 호르몬, 뇌나 신경의 구성 성분이 되는 매우 중요한 영양소이다.
(100~101쪽 참조)

세포막

극단적으로 섭취하지 않으면…

스트레스   생리 불순   피부 거칠음

게다가 뇌질환이나 심장질환까지 일으킬 위험도!

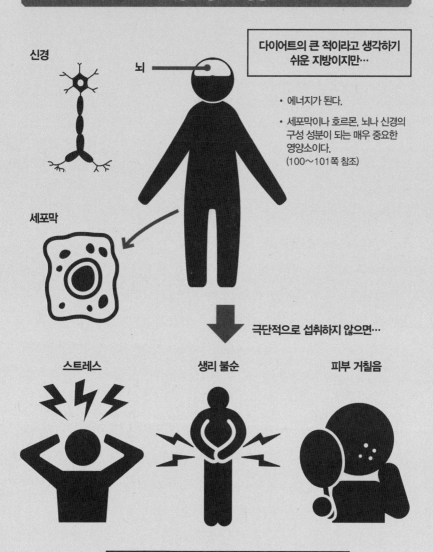

'지방'은 다이어트에 매우 중요!

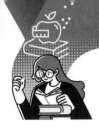

43 몸에 좋은 기름은 어떤 기름?

지방의 성질을 결정하는 것은 지방산

지방이라고 해도 다양한 종류가 있으며, 각각의 타입에 따라 그 성질은 크게 다르다. 지방의 성질은 주성분인 '지방산'에 의해 결정된다. 지방산은 각각의 구조 차이로 '포화지방산'과 '불포화지방산'으로 크게 나누어진다.

포화지방산은 주로 동물성 기름에, 불포화지방산은 식물성 기름이나 생선 기름에 함유되어 있다. 불포화지방산은 다시 '단일불포화지방산'과 '다가불포화지방산'으로 나누어지며, 다가불포화지방산은 '오메가 3계'와 '오메가 6계' 등의 계열로 나누어진다.

최근 건강 오일로 화제가 되고 있는 '아마유'나 '들기름'에는 오메가 3계의 지방산인 'α-리놀렌산'이 함유되어 있다. 또한 등푸른 생선에 함유된 '에이코사펜타엔산(EPA)'이나 '도코사헥사엔산(DHA)'도 오메가 3계의 지방산이다. 오메가 3계 지방산에는 혈중 중성지방과 나쁜 콜레스테롤을 저하시키는 기능이 있는 것으로 알려져 있다.

α-리놀렌산을 비롯해 체내에서 합성할 수 없는 지방산은 '필수 지방산'으로, 매일 식사에서 섭취해야 한다. 한편, 포화지방산은 혈중 지방을 늘리기 때문에 과다 섭취를 피할 필요가 있다. 지방을 적절히 섭취하기 위해서는 이러한 지방산에 따른 성질의 차이를 이해해 두는 것이 좋을 것이다.

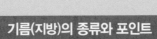

기름(지방)의 종류와 포인트

종류			주요 지방산	주요 식품	특징
지방산	포화지방산	장쇄지방산	팔미틴산	• 라드(돼지기름) • 육류의 기름 • 버터	상온에서 고체이다. 몸에 흡수되기 쉽고 에너지로서 사용되기 쉬운 반면, 몸에 축적되기 쉽고 살이 찌기 쉬운 기름이다.
		단쇄지방산	낙산 (부티르산)		
		중쇄지방산	라우르산	• 코코넛 오일	식물성 코코넛 오일은 몸에 잘 축적되지 않는다고 알려져 있다. 뇌의 에너지 부족을 보완하거나, 기억력 저하를 억제한다는 보고도 있다.
	불포화지방산	다가불포화지방산 (가열에 약하다)	오메가 3	α-리놀렌산 EPA DHA	• 고등어나 꽁치 등의 등푸른 생선 • 들기름, 아마유, 차조기름	α-리놀렌산은 체내에서 EPA나 DHA로 바뀌어 혈액 중의 중성지방을 낮추고 뇌를 활성화하며, 알레르기 증상을 억제하는 등 몸의 건강을 유지하는 많은 효능이 있다.
			오메가 6	리놀산 아라키돈산	• 간, 달걀 흰자 • 호두, 홍화기름, 참기름	나쁜 콜레스테롤 수치를 낮추지만, 너무 많이 섭취하면 알레르기의 원인이 되기도 한다.
		단일불포화지방산 (가열에 강하다)	오메가 9	올레산	• 올리브유 • 유채기름 • 캐놀라유	불포화지방산 중에서도 산화에 강하고, 가열 조리에 적합하다. 동맥경화, 심장질환, 고혈압 등의 생활습관병을 예방하거나 나쁜 콜레스테롤을 줄이는 기능을 한다. 또한 배변이 좋아지는 효과도 기대할 수 있다.

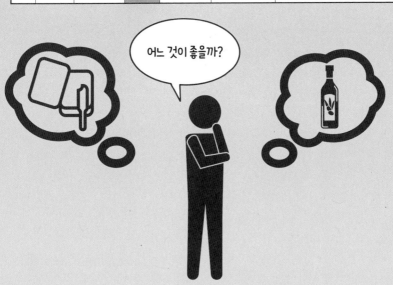

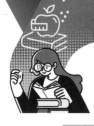

44 최고의 장내 환경을 조성하는 식이섬유

배변을 원활하게 해 장을 깨끗하게

음식에 포함된 탄수화물 중에 당질 이외의 것이 '식이섬유'이다. 식이섬유는 각각의 성질에 따라 '수용성 식이섬유'와 '불용성 식이섬유'로 나눌 수 있다.

수용성 식이섬유는 물에 녹는 성질의 식이섬유로, 야채나 과일에 함유된 '펙틴', 검 등이 있다. 당의 흡수 속도를 늦춰 혈당치의 급상승을 억제하거나 콜레스테롤의 흡수를 지연시키는 역할을 담당하고 있다.

불용성 식이섬유는 물에 녹지 않는 타입의 식이섬유로, 콩의 '셀룰로오스'가 대표적이다. 대장의 연동작용을 도와 배변을 촉진한다.

이러한 식이섬유를 계속 섭취함으로써 장내 환경의 좋은 상태를 유지할 수 있다. 반대로 부족하면 배변이 원활하지 않고 유해균이 증가해 장내 환경도 악화되어 버린다.

식이섬유는 2종류가 있다

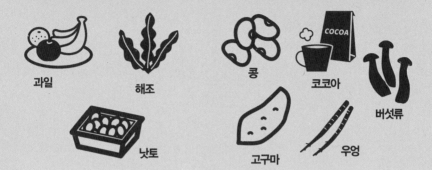

과일   해조   콩   코코아   버섯류

낫토   고구마   우엉

수용성 식이섬유를 많이 함유

변을 부드럽게 하는 작용이 있어 배변이 원활해진다. 너무 많이 섭취하면 설사를 일으킬 수도 있다.

불용성 식이섬유를 많이 함유

수분을 빨아들여 팽창하고 장을 자극해 배변을 촉진하지만, 너무 많이 섭취하면 변이 딱딱해져 배변에 방해가 될 수도 있다. 변비인 사람은 주의가 필요하다.

변비인 사람은 불용성 식이섬유에 주의가 필요

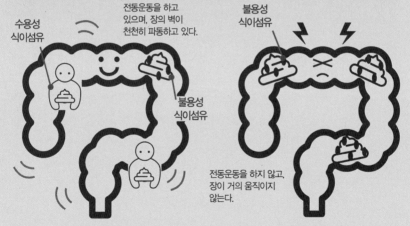

전동운동을 하고 있으며, 장의 벽이 천천히 파동하고 있다.

수용성 식이섬유

불용성 식이섬유

불용성 식이섬유

전동운동을 하지 않고, 장이 거의 움직이지 않는다.

쾌변인 사람은 장이 전동운동을 하고 있으며, 수용성 식이섬유나 불용성 식이섬유로 더욱 상쾌한 장!

변비 증세가 있는 사람은 장이 전동운동을 하지 않고, 불용성 식이섬유를 섭취하면 변의 부피가 너무 커져 변비가 더 악화되기 쉽다.

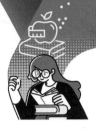

45 대변 냄새가 심한 것은 장이 유해균 투성이기 때문!

유익균을 늘려서 장내 환경을 개선

대변은 단순히 음식물 찌꺼기가 모인 것이 아니다. 건강한 사람의 경우 대변의 70~80%가 수분이고, 나머지 20~30%는 장내 세균과 그 시체, 장에서 떨어진 점막, 그리고 음식물 찌꺼기가 차지하고 있다.

건강한 장내 환경이라면 대변은 그다지 심한 냄새가 나지 않는다. 장내 세균 속의 유산균이나 비피더스균과 같은 '유익균'이 음식 찌꺼기를 발효시켜 부패의 진행을 막아 주기 때문이다. 그러나 대장균 등의 '유해균'이 증가하면 장내 환경이 악화되고, 냄새가 심한 방귀가 나오거나 대변에 악취가 나거나 한다.

장내 환경이 악화되는 가장 큰 원인은 '장내 세균총'의 균형이 무너져 버린다(32쪽 참조). 유해균이 많고 유익균이 적은 환경에서는 장 속의 유해 물질이 증가할 뿐이다. 요구르트나 김치, 된장 등 유산균을 함유한 식품을 지속적으로 섭취함으로써 유익균이 우위로 작용하는 환경을 조성할 수 있다.

또한 식이섬유의 작용도 장내 환경에 큰 영향을 미친다. 식이섬유는 장내에서 유익균의 먹이가 되는 것 외에, 대변을 부드럽게 하거나 대변의 찌꺼기를 늘리거나 해서 배변을 개선하는 기능이 있다. 대변이 장에 오래 머무르면, 그만큼 악취가 나기 쉬운 것도 당연하므로 식이섬유를 섭취해 변비를 방지하는 것도 중요하다.

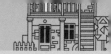

먹는 것으로 장내 환경이 바뀐다

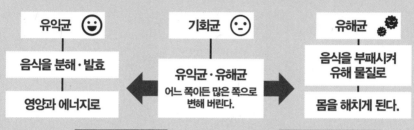

유익균 😃
음식을 분해 · 발효
영양과 에너지로

기회균 😐
유익균 · 유해균
어느 쪽이든 많은 쪽으로
변해 버린다.

유해균
음식을 부패시켜
유해 물질로
몸을 해치게 된다.

유익균이 많은 사람

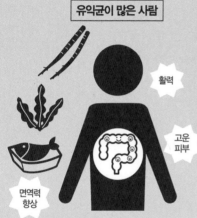

활력

고운 피부

면역력 향상

장을 깨끗하게 유지하는 식이섬유나 야채를 많이 섭취하고 있는 사람의 장에는 많은 유익균이 있다. 자연히 장내도 깨끗해지고 건강해 생기가 넘친다.

유해균이 많은 사람

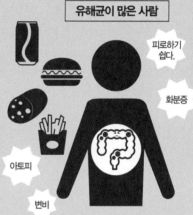

피로하기 쉽다.

화분증

아토피

변비

장내가 부패해 방귀나 대변 냄새가 심해진다. 몸 상태도 좋지 않고, 게다가 입 냄새까지 심해 지는 경우도 있다.

대변은 건강의 바로미터

이상적인 대변은 황색~오렌지가 물든 색깔이며, 장내에는 유익균이 많이 있다는 증거이다. 반대로 위험한 것은 회색~검은색의 대변이다. 장내는 유해균 투성이로, 체재하고 있는 시간이 길어 질병의 원인이 될 수도 있다. 물 상태나 동글동글한 대변도 장내 환경이 나쁜 증거이다.

이것도 NG

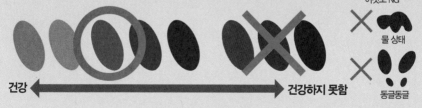

건강 ⟵⟶ 건강하지 못함

물 상태

동글동글

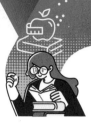

46 비타민은 어떤 역할을 하는 거야?

다른 영양소의 기능을 든든하게 지원

비타민의 역할을 한마디로 표현한다면, '숨은 조력자'가 어울릴 것이다. 탄수화물, 지방, 단백질의 3대 영양소와 같이 직접 에너지원이 되거나, 몸의 조직을 만드는 재료가 되거나 하지는 않는다.

하지만 다른 영양소가 제대로 기능할 수 있도록 돕는 것이 비타민의 중요한 역할이다. 우리 몸이 정상적인 기능을 유지하고, 건강하게 있을 수 있는 것도 비타민 덕분이라고 해도 과언은 아니다.

비타민은 총 13종류가 있으며, '지용성 비타민'과 '수용성 비타민'으로 나눌 수 있다.

'지용성 비타민'은 비타민 A · D · E · K의 4종류이다. 말 그대로 기름에 녹기 쉬운 성질로, 기름과 함께 섭취하면 몸에 대한 흡수가 높아진다. 열에 강해서 조리를 해도 잘 파괴되지 않는다는 장점이 있는 한편, 너무 많이 섭취하면 과잉증이 생길 우려가 있다.

'수용성 비타민'은 비타민 C · B군을 비롯한 9종류이다. 이들은 물에 잘 녹고 열에 약한 성질이 있기 때문에 조리에 인해 손실되지 않도록 연구가 필요하다. 또한 몸에 축적해 둘 수 없기 때문에 결핍증에는 주의가 필요하다.

모든 비타민이 필요량은 미량이지만, 체내의 합성만으로는 충분히 조달할 수 없다. 매일의 식사에서 적당량을 의식적으로 섭취하도록 유의하자.

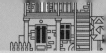

비타민군은 3대 영양소 등 다른 영양소의 훌륭한 지원자

다른 영양소와 합성해 몸에 대한 흡수를 돕는다. 또한 세포를 활성화해 면역력을 높이는 기능도 있는 몸의 건강 유지와 활력에 필수적인 5대 영양소 중 하나로 크게 수용성과 지용성의 2가지로 나눌 수 있다.

지용성 비타민

기름에 잘 녹고 열에 강하다. 볶음이나 오일드 레싱 샐러드 등 양질의 기름과 섭취하자. 너무 많이 섭취하면 몸에 축적되어 과잉증을 일으킬 수도 있으므로 주의가 필요하다.

수용성 비타민

물에 잘 녹고 열에 약하기 때문에 조리에 연구가 필요하다. 야채의 경우 씻는 방법이나 지나친 가열에 주의하자.

비타민 A
눈과 피부의 건강에 중요

비타민 D
튼튼한 뼈와 치아에 필요

비타민 E
몸을 산화로부터 보호한다.

비타민 K
출혈을 멈추거나 칼슘 흡수를 보좌한다.

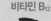

비타민 B₁₂
적혈구를 만든다.

비타민 B₁
비타민 B₂
비타민 C
니아신

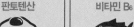

판토텐산
3대 영양소의 신진대사를 보조

비타민 B₆
단백질을 분해·재합성

비오틴
에너지 대사를 돕고, 아름다운 피부와 머리카락에 필요하다.

엽산
비타민 B₁₂와 함께 적혈구를 만들고, 태아기나 성장기에 필수적이다.

3대 영양소와 비타민은 서로가 꼭 필요하다

당류 · 지방 · 단백질의 3대 영양소는 비타민군의 협력이 있기에 실력을 발휘한다. 여기서는 조합의 일부와 기능을 소개한다.

3대 영양소 ＋ 비타민 B군 — 사이좋게 지내자

탄수화물(당질) ＋ 비타민 B₁ ＝	탄수화물을 에너지로 바꾼다.	
지방 ＋ 비타민 B₂ ＝	지방을 연소시켜 에너지로 바꾸고, 피부나 머리카락, 손톱, 점막 형성을 지원한다.	
단백질 ＋ 비타민 B₆ ＝	단백질을 분해해 에너지로 바꾸는 과정을 지원한다.	
알코올 ＋ 니아신 ＝	알코올을 분해해 무독화한다.	
지방 ＋ 비타민 A ＝	비타민 A를 몸에 원활하게 흡수되기 쉽게 한다.	

비타민은 어떤 작용을 하는 것인가?

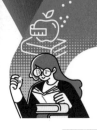

47 녹황색 야채의 영양은 기름 요리로 흡수율 상승

눈과 점막에 작용하는 '비타민 A'

　　장어나 간 등의 동물성 식품에 함유된 '레티놀'이나, 녹황색 야채에 함유된 'β-카로틴'(체내에서 레티놀로 변환된다)에서 섭취할 수 있는 '비타민 A'는 기름에 잘 녹는 '지용성 비타민' 중 하나로, 생으로 그대로 먹는 것보다 기름과 함께 섭취하는 편이 흡수율이 높아지는 것을 알 수 있다. 피부나 점막의 세포를 보호하는 기능과 뛰어난 항산화 작용도 있는 중요한 영양소이기 때문에 기름의 도움을 받아 효율적으로 섭취할 수 있게 노력하자.

　　비타민 A의 부족은 몸에 심각한 영향을 미친다. 결핍증으로 잘 알려진 것이 야맹증(밤소경)'이다. 비타민 A가 부족하면 빛을 느끼기 위해 필요한 망막 색소 '로돕신'을 충분히 만들 수 없게 되어 어두운 곳에서 눈이 잘 보이지 않게 된다. 영양 상태가 나쁜 나라에서는 비타민 A의 결핍이 영유아의 실명을 일으키는 요인이 되기도 한다.

　　비타민 A는 너무 많이 섭취해도 안 된다. 특히 임신 초기의 과잉 섭취는 태아의 기형이나 유산의 위험을 높인다는 보고가 있다. 또한 한꺼번에 많이 섭취하면, 두통이나 구토와 같은 레티놀에 의한 중독 증상이 나타날 수도 있다. 일반적인 식사라면 조금 많이 섭취해도 문제가 되지 않지만, 여러 가지 비타민제나 보충제를 이용하고 있는 경우에는 주의가 필요하다.

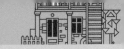

비타민 A란 어떤 걸까?

면역력을 높여 감기가 잘 걸리지 않게 하거나, 코와 목구멍, 폐 등의 점막 재료가 되어 몸에 바이러스가 침입하는 것을 방지한다. 또한 '눈의 비타민'이라고 불릴 정도로 눈에 중요한 비타민이기도 하다.

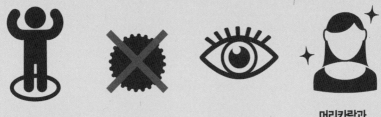

면역력을 높인다   항바이러스   눈의 건강   머리카락과
피부의 윤기

109

기름과 궁합이 좋은 특성을 살려 조리

비타민 A는 지용성 비타민이므로 열에 강하고 기름에 잘 녹는다. 이 성질을 이용해 조리하면, 효율적으로 비타민 A를 섭취할 수 있다.

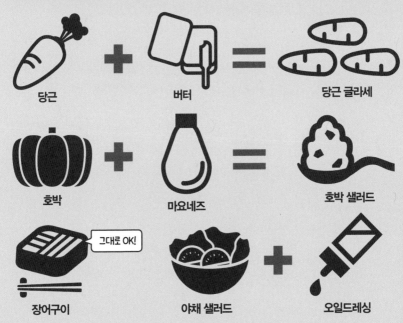

| 당근 | 버터 | 당근 글라세 |

| 호박 | 마요네즈 | 호박 샐러드 |

그대로 OK!

| 장어구이 | 야채 샐러드 | 오일드레싱 |

녹황색 야채의 영양은 기름 요리로 흡수율 상승

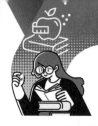

48 견과류와 아보카도는 최고의 회춘 식재료

세포를 노화로부터 보호하는 '비타민 E'

인간의 세포를 산화시키고 노화를 촉진하는 '활성산소'로부터 몸을 보호하고, 질병이나 노화를 방지하는 힘을 '항산화 작용'이라고 한다(56쪽 참조). 그리고 비타민 중에서도 특히 우수한 항산화 작용을 가지고 있는 것이 '비타민 E'이다.

활성산소에 의해 세포가 공격을 받으면 세포막의 지질이 산화되어 피부의 기미나 주름이 늘거나, 나쁜 콜레스테롤에 의해 동맥경화가 악화되거나 하는 몸의 노화가 진행된다. 그럴 때, 심근이나 간, 부신 등에 존재하는 비타민 E가 산화 스트레스로부터 세포를 보호하고 노화의 진행을 방지하는 기능을 해주는 것이다. 또한 일명 '회춘 비타민'이라고도 불리는 비타민 E는 여성 호르몬 생성을 돕는 작용도 있어 생리통이나 생리 불순 등 여성 특유의 트러블 개선에 효과적이다. 그리고 모세혈관을 넓혀 혈액 순환을 촉진하는 작용도 있기 때문에 어깨 결림이나 냉증이 개선되는 등 몸 안팎으로부터 젊음을 끌어내 준다.

비타민 E는 견과류나 아보카도, 올리브오일 등에 많이 함유되어 있으며, 간식이나 샐러드로 간편하게 섭취할 수 있다. 또한 기름과 함께 섭취하면 흡수율이 상승한다. 단, 에너지가 높은 식재료가 많기 때문에 과다 섭취에 주의하고, 보충제의 대량 섭취는 출혈의 위험을 높일 우려가 있으므로 피하도록 하자.

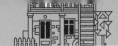

비타민 E의 항산화 작용으로 혈액이 술술

비타민 E는 노화의 원인 '활성산소'의 공격으로부터 세포막을 보호해 주는 든든한 비타민이다. 그렇기 때문에 '회춘 비타민'이라고도 불리며, 특히 여성에게 좋은 영양소이다.

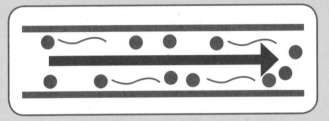

과산화지방을 줄여 혈액의 흐름을 원활하게 한다.

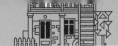

비타민 E가 풍부한 식재료

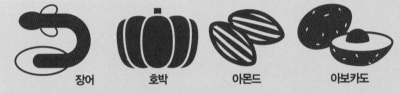

장어　　　호박　　　아몬드　　　아보카도

여성에게 좋은 것만 있는 비타민 E

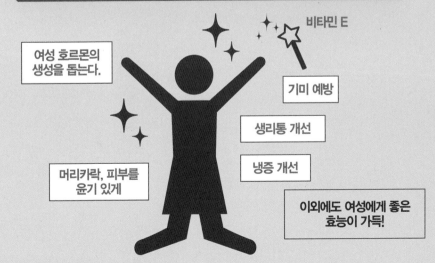

비타민 E

여성 호르몬의 생성을 돕는다.

기미 예방

생리통 개선

냉증 개선

머리카락, 피부를 윤기 있게

이외에도 여성에게 좋은 효능이 가득!

건과류와 아보카도는 최고의 회춘 식재료

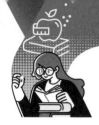

49 탄수화물을 에너지로 바꾸어 소비하는 비타민이란?

당질의 대사를 돕는 '비타민 B₁'

탄수화물에 함유된 '당질'은 그대로는 에너지로 쓸 수 없다. 당질은 소장에서 '포도당'으로 분해됨으로써 에너지원으로 사용되게 된다. 이때 효소에 작용해 포도당에서 에너지를 생산하도록 돕는 것이 바로 '비타민 B₁'이다. 비타민 B₁이 없으면 탄수화물에서 에너지를 만들어낼 수 없다.

또한 비타민 B₁이 부족하면 탄수화물의 대사가 원활하게 이루어지지 않게 된다. 특히 포도당 이외의 에너지를 이용할 수 없는 뇌에는 큰 손상을 주고, 뇌가 에너지 부족에 빠지게 돼 집중력과 기억력 저하, 짜증 등이 생긴다. 또한 과다한 음주 등으로 비타민 B₁ 부족이 만성화되면 과거에 국민병이기도 했던 '각기병(beriberi)'이 발병할 우려도 있다. 식사로부터 섭취를 게을리하지 않도록 하자.

비타민 B₁은 물에 잘 녹고, 알칼리로 분해되는 특징이 있다. 그렇기 때문에 비타민 B₁을 효율적으로 섭취하려면 된장국이나 수프로 만들어 녹아나오는 성분과 함께 먹도록 하자. 그리고 기름에는 비타민 B₁의 소비를 절약하는 기능이 있기 때문에 볶음 등의 기름 요리도 권한다.

당질과 비타민 B₁이 합쳐져 에너지가 된다

몸에 들어온 당질을 비타민 B₁이 에너지로 바꾸어 준다. 당질을 자주 사용하는 뇌에 미치는 영향도 크고, 머리의 회전을 빠르게 하는 기능도 있다. 또한 단 것이나 술 등 당질을 많이 섭취하는 사람은 비타민 B₁도 많이 섭취하지 않으면 남은 당질이 지방으로 되어 축적되므로 주의가 필요하다. 게다가 비타민 B₁이 부족하면 당질이 에너지로 잘 변하지 않기 때문에 짜증이나 스트레스를 느끼기도 하고, 쉽게 피곤해진다.

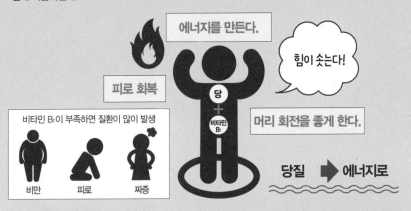

에너지를 만든다.

힘이 솟는다!

피로 회복

머리 회전을 좋게 한다.

비타민 B₁이 부족하면 질환이 많이 발생

비만　　피로　　짜증

당질 ➡ 에너지로

당질과 비타민 B₁의 식사 예

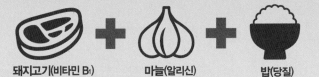

돼지고기(비타민 B₁)　　마늘(알리신)　　밥(당질)

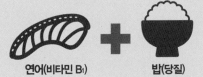

연어(비타민 B₁)　　밥(당질)

마늘이나 파 등의 '알리신'도 같이 섭취하면, 더욱 에너지 효율이 상승한다.

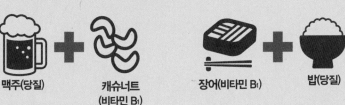

맥주(당질)　　캐슈너트
(비타민 B₁)

장어(비타민 B₁)　　밥(당질)

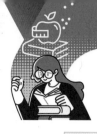

50 간이나 우유가
다이어트와 피부 미용에 좋다

지방의 연소를 돕는 '비타민 B₂'

비타민 B_1이 당질의 대사를 돕는 비타민이라면, '비타민 B_2'는 주로 지방의 대사를 지원하는 비타민이라고 할 수 있다.

세포가 만들어질 때에 재료가 되는 것이 지방이다. 비타민 B_2에는 지방을 사용해 세포의 재생과 성장을 촉진하는 기능이 있다. 또한 지방을 연소시켜 에너지로 바꿀 때에도 비타민 B_2가 도움을 준다. 즉 비타민 B_2를 많이 섭취하면 지방이 사용되기 쉬운 몸이 된다는 것이다.

비타민 B_2는 세포의 재생에 관여하기 때문에 아이의 건전한 성장에 반드시 필요하다. 또한 점막이나 피부, 머리카락과 손톱의 신진대사를 촉진하는 역할도 있다. 그렇기 때문에 부족하면 아이나 태아의 발육 불량, 피부 거칠음과 구내염, 구각염 등의 문제로 이어진다.

비타민 B_2는 간이나 생선, 우유 등의 동물성 식품에 많이 함유되어 있다. 열에는 비교적 강하기 때문에 열을 가하는 요리에도 적합하지만, 수용성 비타민이므로 녹아나온 국물째로 먹을 수 있는 연구가 필요하다.

또한 비타민 B_2는 술을 마실 때에도 추천한다. 즉 알코올에는 지방의 분해를 방해하는 작용이 있기 때문에 비타민 B_2가 풍부한 아몬드를 안주로 선택하면, 지방 대사가 더 잘된다.

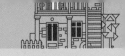

지방 대사에 필수적

3대 영양소가 원활하게 에너지로 바뀔 때에 작용하는 비타민 B₂는 에너지를 많이 소비하는 격렬한 스포츠를 하는 사람은 특히 섭취하기 바라는 비타민이다. 몸에 축적될 수 없으므로 매일 섭취하도록 하자.

비타민 B₂를 많이 함유한 식품

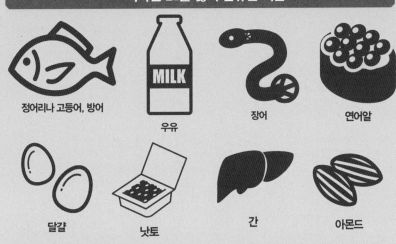

정어리나 고등어, 방어   우유   장어   연어알

달걀   낫토   간   아몬드

아이들의 발육에 중요한 역할

성장기 아이들에게 빼놓을 수 없는 영양소로 '성장 비타민'이라고도 부른다. 부족하게 되면 신장의 성장이나 체중 증가에 지장이 생길 수 있다.

건강과 영양가 다이어트와 피부 미용에 좋다

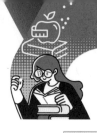

51 가다랑어 회를 먹으면 숙취가 생기지 않아?!

알코올을 분해하는 '니아신'

'니아신'은 비타민 B군의 하나로, 일명 '비타민 B_3'라고도 불리는 영양소이다.

니아신은 3대 영양소가 에너지로 바뀔 때에 필요하다. 니아신은 체내에 들어가면 'NAD(니코틴아미드 아데닌 디뉴클레오티드)'라고 하는 효소로 바뀌어 탄수화물, 지방, 단백질의 에너지 대사를 지원한다.

또한 NAD에는 다른 중요한 기능이 있다. 그것은 체내에 들어온 알코올을 분해해 '아세트알데히드'로 바꾸고, 이것을 무독화하는 것이다. 아세트알데히드가 남아 있으면, 두통이나 메스꺼움 등 괴로운 숙취의 원인이 된다. 그렇기 때문에 술을 마실 때는 니아신을 함유한 식품을 함께 섭취하고, NAD를 활성화시켜 아세트알데히드의 해독을 촉진시키는 것이 숙취 대책에 효과적이다.

니아신은 가다랑어나 대구, 닭고기와 간 등의 식품에서 섭취할 수 있다. 또한 니아신은 필수 아미노산의 하나이다. '트립토판'으로부터 체내에서 합성되기 때문에 일반적인 식생활이라면 결핍증이 생길 염려는 우선 없다. 그러나 장기간의 과도한 음주 등으로 인해 만성적인 니아신 부족이 지속되면, '펠라그라'라고 하는 피부염을 일으킬 수 있다. 니아신은 피부나 점막의 재생에도 관련이 있기 때문에 충분히 섭취하도록 유의하자.

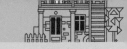

알코올 분해에는 니아신

술을 좋아하는 사람들에게는 필수적인 비타민 B군의 하나인 '니아신'은 술에 포함된 알코올을 분해한다. 또한 숙취의 괴로움도 완화시켜 주는 매우 든든한 존재이다.

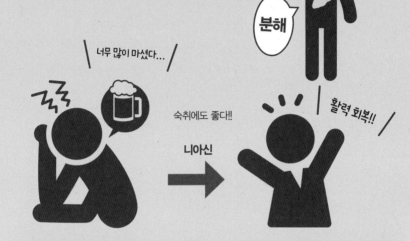

가다랑어 회를 먹으면 숙취가 생기지 않아?!

니아신을 많이 함유한 식재료

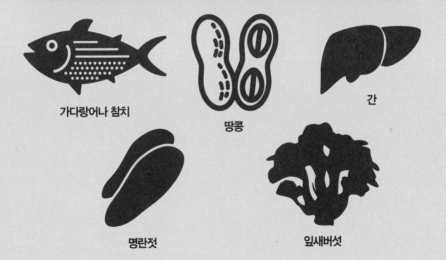

가다랑어나 참치

땅콩

간

명란젓

잎새버섯

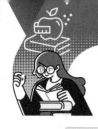

52 레몬은 비타민 C의 왕이 아니다!

야채에도 풍부하고 제철에는 더욱 상승

비타민 C는 혈관이나 근육, 뼈, 피부 등의 조직을 연결하는 콜라겐을 생성하거나, 철의 흡수를 돕거나 세포의 노화를 부르는 활성산소를 제거하는 등 정말로 폭넓고 중요한 기능이 있다. 우리의 건강이나 미용에 빠뜨릴 수 없는 영양소를 위해 평상시에 적극적으로 섭취하도록 유의하고 싶은 것이다. 그러나 사람은 체내에서 비타민 C를 만들어낼 수 없다. 과잉으로 섭취해도 축적되지 않고 배출되어 버리기 때문에 식사로부터 자주 섭취할 수밖에 없다.

비타민 C가 많은 음식으로 가장 먼저 떠오르는 것이 레몬이다. 물론 레몬에도 비타민 C는 함유되어 있지만, 그 이상으로 효율적으로 섭취할 수 있는 음식은 많이 있다. 함유량으로 따지면, 상위 클래스는 빨간 파프리카, 브로콜리로 비타민 C는 야채에 많이 함유되어 있다. 단, 비타민 C에는 물에 잘 녹고 열에 의해 파괴되기 쉬운 단점이 있다. 가열할 때에는 삶는 것보다 레인지에 찌거나, 기름에 살짝 볶거나 해서 비타민 C가 손실되지 않도록 조리에 연구가 필요하다.

야채도 과일도 제철일 때의 영양가가 가장 높다. 과일 중에서 비타민 C가 많이 함유된 키위의 경우는 여름이 제철이다. 각각의 제철을 파악해서 식사에 활용하도록 하자.

식품에 따라 비타민의 함유량에 차이가 있다

비타민이 많은 식품

감

키위

빨간 파프리카

브로콜리

레몬

빨간 파프리카나 브로콜리 외에 감귤류에 비타민 C가 많은 경향이 있지만, 감에도 비타민 C의 함유량이 많다. 또한 타닌이나 β─크립토크산틴 등 항산화력을 가진 성분도 풍부하며, 감기 예방과 피부 미용, 암 억제 효과까지 기대할 수 있다.

비타민 C가 비교적 적은 과일

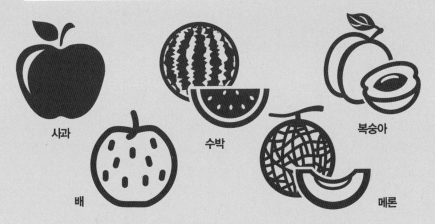

사과

배

수박

메론

복숭아

사과의 비타민 C 함유량이 적은 것은 의외이지만, 사과에 함유된 폴리페놀은 항산화 작용이 있어 몸에 쌓인 활성산소를 제거해 준다. 또한 과육에 함유된 식이섬유인 펙틴은 장의 유익균을 늘려 준다.

레몬은 비타민 C의 왕이 아니다!

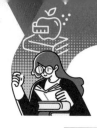

53 암을 예방하는 비타민계의 '에이스'

3가지 비타민의 상승 효과

비타민 A와 비타민 E, 그리고 비타민 C는 각각 단독으로도 뛰어난 항산화 작용을 갖추고 있지만, 3가지를 함께 섭취함으로써 더욱 높은 항산화력을 발휘하는 것으로 알고 있다. 합쳐서 'ACE=에이스'라고 읽을 수 있기 때문에 최강의 비타민을 의미하는 '비타민 에이스'로서 기대되고 있다.

활성산소가 가져오는 노화 현상 중에 가장 무서운 것 하나가 '암'일 것이다. 암은 유전자가 손상되고 비정상적인 세포가 증식하는 병이다. 흡연이나 과도한 음주, 스트레스 등 유전자가 손상되는 원인은 많이 있지만 활성산소도 그 중 하나이다. 활성산소의 공격으로 유전자가 손상되어 정상적인 세포가 암화되어 버리는 것이다.

그래서 기대되는 것이 비타민 ACE의 강력한 항산화 작용이다. 비타민 ACE를 함께 섭취하면 각각의 비타민이 단독으로 가지고 있는 '활성산소 발생을 억제하는 작용', '산화시키는 능력을 약화시키는 작용', '활성산소에 의해 손상된 유전자를 복구하는 작용' 등이 함께 작용해 암의 발생과 진행을 억제하는 것이다.

녹황색 야채나 과일, 고기와 생선, 견과류 등 다양한 종류의 식재료를 기름을 사용한 여러 가지 조리법으로 섭취하면, 비타민 ACE는 자연스럽게 섭취할 수 있게 된다. 균형 있게 먹는 것의 중요성을 이것으로부터도 잘 알 수 있다.

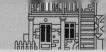

비타민 A, C, E를 함께 섭취하면 피부미용 효과가 배로 증가!!

비타민 A, C, E 각각 노화 방지와 피부미용 효과가 있는 뛰어난 영양소이지만, 단독보다 3가지가 합쳐짐으로써 그 파워가 배로 늘어난다고 하니, 함께 섭취할 수밖에 없다. 비타민 C와 비타민 E는 활성산소를 제거하는 것을 돕거나, 각각 상호 간에 도와서 서로의 흡수력을 높인다.

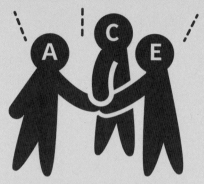

3가지가 합쳐지면 파워 업!

비타민 A, C, E를 모두 함유한 엄청난 야채

무려 이 훌륭한 조합이 하나의 식재료에 모두 들어 있는 야채가 있다. 그것은 피망, 호박, 브로콜리와 유채의 꽃이다. 이들은 수용성 비타민 C가 녹아나오지 않는 찜 조리를 추천한다. 또한 지용성 비타민인 비타민 A, C도 포함하므로 올리브오일이나 마요네즈와 함께 먹도록 하자.

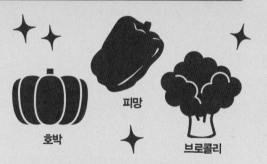

호박 **피망** **브로콜리**

찜 요리라면 영양의 손실도 최소한으로 줄일 수 있다.

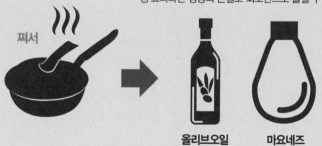

쪄서 **올리브오일** **마요네즈**

지용성 비타민을 손실 없이 섭취할 수 있는 오일과 함께 먹도록 하자.

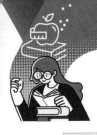

54 무기질이란 어떤 영양소?

다른 영양소를 돕고 몸의 재료로도

'무기질'은 우리 체내에 존재하는 광물을 말한다. 5대 영양소의 하나로 꼽히며, 신체 기능의 항상성과 건강 유지를 위해 작용하는 매우 중요한 영양소이다.

우리 몸은 약 95%가 탄소, 질소, 수소, 산소의 4원소이며, 그리고 나머지 약 5%가 무기질로 구성되어 있다.

무기질에는 비타민과 마찬가지로 다른 영양소가 원활하게 기능할 수 있도록 지원하거나, 체내의 기관이나 조직이 정상적으로 기능하도록 조절하거나 하는 역할이 있다. 예를 들면 '나트륨'이나 '칼륨'에는 체내의 수분량을 조절하는 역할이, '크롬'에는 인슐린의 분비를 돕고 혈당치를 낮추는 작용이 있다.

또한 뼈와 치아를 만드는 '칼슘', '마그네슘', '인'과 같이 몸을 구성하는 재료로서 사용되는 무기질도 있다.

우리 몸에 필요한 '필수 무기질'은 현재 16종류가 있는 것으로 알고 있다. 이 중에 필요량이 많은 7종류를 '다량 무기질', 적은 9종류를 '미량 무기질'로 분류하고, 또한 이 중의 13종류에 대해서는 섭취량 기준이 제시되어 있다. 무기질은 체내에서 합성할 수 없기 때문에 이들의 기준을 바탕으로 식사로부터 과하거나 부족하지 않게 섭취하는 것이 중요하다. 너무 많아도 너무 적어도 몸 상태에 영향이 나타난다.

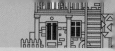

적은 양으로도, 큰 기능을 하는 '무기질'

무기질은 5대 영양소 중 하나로 인체에 존재하는 원소 중의 4%를 구성하고 있다. 단 4%이지만 몸을 정상적으로 기능시키기 위해서는 없어서는 안 된다. 이 무기질 중에서도 반드시 섭취해야 할 무기질을 '필수 무기질'이라고 부르며, 현재는 16종류가 있다. '필수 무기질'은 섭취해야 하는 양에 따라 다시 크게 2가지로 나누어져 있다.

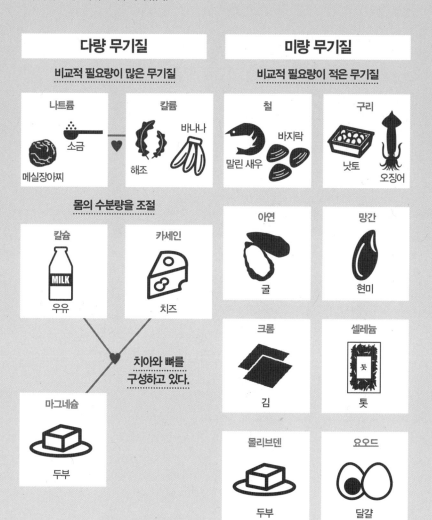

무기질이란 어떤 영양소?

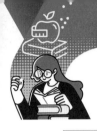

55 매일 15분의 일광욕은 뼈와 치아를 튼튼하게 만든다

'칼슘'은 비타민 D와 함께

'칼슘'은 '마그네슘'이나 '인'과 함께 뼈와 치아를 만들고, 튼튼하게 키우는 무기질이다. 사람의 체내에서는 칼슘의 99%가 뼈와 치아에 저장되고 나머지 1%는 혈액이나 세포 속에 존재하며, 심장을 비롯한 전신의 근육을 정상적으로 수축시키는 매우 중요한 기능을 하고 있다.

그렇기 때문에 혈액 중의 칼슘이 부족하면, 뼈와 치아에 저장되어 있는 칼슘이 녹아나와 부족분을 보충하는 구조로 되어 있다.

우유나 치즈, 작은 물고기와 해조류, 콩제품, 푸른 야채류 등에 풍부한 칼슘이지만, 그대로는 몸에 흡수가 그다지 잘 되지 않는다. 그렇기 때문에 칼슘의 흡수를 돕는 작용을 하는 '비타민 D'와 함께 섭취하는 것을 권한다. 비타민 D는 버섯류나 생선 등에서도 섭취할 수 있지만, 15분간의 일광욕을 통해 체내에서 합성할 수 있다.

칼슘은 긴장이나 짜증을 완화하는 작용도 있는 정말로 다양한 기능의 무기질이지만, 그렇다고 해서 과잉 섭취는 금물이다. 또한 고칼슘혈증에 의해 변비나 구토, 요로결석과 급성신부전 등을 일으킬 우려가 있다. 식사에서는 과하게 섭취할 걱정은 없지만, 칼슘 보충제와 비타민 D 보충제를 함께 섭취하는 경우에는 모르는 사이에 과잉 섭취가 될 수도 있으므로 주의가 필요하다.

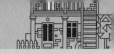

칼슘으로 뼈를 튼튼하게 유지하는 요령

무기질 중 하나인 칼슘은 비타민 D와 함께 섭취하면, 몸에 대한 흡수율이 높아지고 혈중의 칼슘 균형을 조절해 준다. 또한 일광욕을 하면 피하에서 비타민 D가 만들어지기 때문에 뼈가 튼튼해진다고 알려져 있다. 비타민 K도 칼슘을 뼈와 연결하는 중요한 역할이 있으므로 함께 섭취하고 싶은 영양소이다.

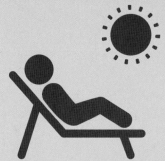

일부러 시간을 만들지 않아도 10시~15시 정도의 사이에 5~15분 정도 햇볕을 � 수 있으면 OK.

뼈를 튼튼하게 만드는 추천 조합

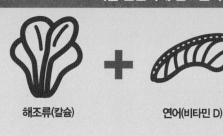

해조류(칼슘) ╋ 연어(비타민 D)

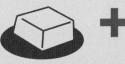 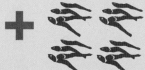

두부(칼슘) ╋ 뱅어포(비타민 D)

 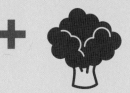

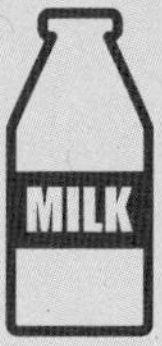

우유(칼슘) ╋ 브로콜리(비타민 K)

연어의 크림소스 조림

이러한 식재료를 한꺼번에 섭취할 수 있는 연어의 크림소스 조림도 추천

매일 15분의 일광욕으로 뼈와 치아를 튼튼하게 만든다

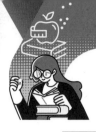

56 현기증이나 나른함은 산소의 '운반자'가 부족한 탓?

산소를 운반하는 적혈구의 재료가 되는 '철'

우리 체내에는 평균적으로 4g 전후의 '철'이 있고, 그 중의 약 65%가 '적혈구'의 주성분인 '헤모글로빈'의 재료로 사용되고 있다. 헤모글로빈 속의 철이 폐에서 들어온 산소와 결합돼 혈관을 통해 전신 세포로 운반되고 있는 것이다.

적혈구는 골수에서 생기고, 수명이 다하면 간이나 비장에서 파괴된다. 이때도 철은 배출되지 않고 다시 헤모글로빈의 재료로 이용된다. 그렇기 때문에 체내에 충분한 철이 축적되어 있는 사람이라면 철 부족을 크게 걱정할 필요는 없다.

그러나 임신 중이나 수유 중 월경을 하는 여성, 체내의 저장된 철이 아직 적은 아이들은 적극적으로 섭취하는 것이 좋다. 철이 부족하면 헤모글로빈의 수가 줄어, 산소가 충분히 공급되지 않게 된다. 그로 인해 현기증이나 두근거림, 권태감 등의 '철결핍성 빈혈' 특유의 증상이 나타나는 것이다.

철에는 몸에 흡수되기 쉬운 '헴철'과 흡수가 잘되지 않는 '비헴철'이 있다. '헴철'은 붉은 살코기나 간, 조개류 등의 동물성 식품에, '비헴철'은 콩이나 시금치 등의 식물성 식품에 많이 함유되어 있다. 비헴철을 섭취하는 경우는 철의 흡수를 좋게 하는 기능이 있는 '비타민 C'를 함께 섭취하는 등의 연구를 하면 흡수율을 높일 수 있다.

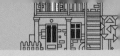

적혈구를 구성하는 무기질 '철'

철은 혈액 중의 대부분을 차지하는 적혈구 속의 헤모글로빈이 되는 무기질을 말한다. 적혈구는 전신에 산소를 운반하는 생명 유지에 중요한 역할을 한다. 특히 여성은 임신, 수유 시나 생리 시에 많은 철을 사용하기 때문에 주의해서 섭취해야 하는 영양소이다.

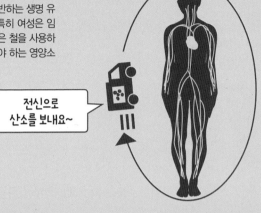

전신으로
산소를 보내요~

127

빈혈 중이나 나른함은 산소의 '연락자'가 부족한 탓?

'철'과 궁합이 좋은 '비타민 C'

철은 동물성과 식물성으로 나누어진다. 동물성의 '헴철'은 그대로 흡수할 수 있지만, 식물성의 '비헴철'은 비타민 C와 함께 하지 않으면 잘 흡수되지 않는 성질이 있다. 조합을 생각해 효율적으로 섭취하도록 하자.

※헴철도 비타민 C로 흡수율이 높아진다.

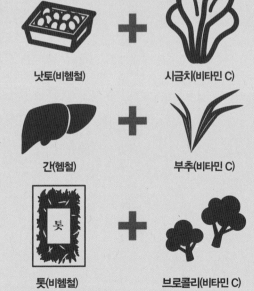

낫토(비헴철) ➕ 시금치(비타민 C)

간(헴철) ➕ 부추(비타민 C)

톳(비헴철) ➕ 브로콜리(비타민 C)

잠 못들 정도로 재미있는 이야기

영양소

2020. 9. 4. 초 판 1쇄 발행
2024. 3. 27. 초 판 2쇄 발행

감　수 ｜ 마키노 나오코(牧野 直子)
감　역 ｜ 서윤석
옮긴이 ｜ 김정아
펴낸이 ｜ 이종춘
펴낸곳 ｜ BM (주)도서출판 **성안당**
주소 ｜ 04032 서울시 마포구 양화로 127 첨단빌딩 3층(출판기획 R&D 센터)
　　　 10881 경기도 파주시 문발로 112 파주 출판 문화도시(제작 및 물류)
전화 ｜ 02) 3142-0036
　　　 031) 950-6300
팩스 ｜ 031) 955-0510
등록 ｜ 1973. 2. 1. 제406-2005-000046호
출판사 홈페이지 ｜ www.cyber.co.kr
ISBN ｜ 978-89-315-8957-3 (04080)
　　　 978-89-315-8889-7 (세트)
정가 ｜ 9,800원

이 책을 만든 사람들
책임 ｜ 최옥현
진행 ｜ 최동진
본문·표지 디자인 ｜ 이대범, 박원석
홍보 ｜ 김계향, 유미나, 정단비, 김주승
국제부 ｜ 이선민, 조혜란
마케팅 ｜ 구본철, 차정욱, 오영일, 나진호, 강호묵
마케팅 지원 ｜ 장상범
제작 ｜ 김유석

"NEMURENAKUNARUHODO OMOSHIROI ZUKAI EIYOSO NO HANASHI"
supervised by Naoko Makino
Copyright ⓒ NIHONBUNGEISHA 2019
All rights reserved.
First published in Japan by NIHONBUNGEISHA Co., Ltd., Tokyo

This Korean edition is published by arrangement with NIHONBUNGEISHA Co., Ltd., Tokyo in care of Tuttle-Mori Agency, Inc., Tokyo through Duran Kim Agency, Seoul.

Korean translation copyright ⓒ 2020~2024 by Sung An Dang, Inc.

이 책의 한국어판 출판권은 듀란킴 에이전시를 통해 저작권자와
독점 계약한 BM (주)도서출판 **성안당**에 있습니다. 저작권법에 의하여
한국 내에서 보호를 받는 저작물이므로 무단전재와 무단복제를 금합니다.